本当に知っていますか！
乳がんを早く見つけるための知識

一歩先へ ススメ

中京テレビ放送
恩田千佐子と「ススメ」プロジェクト

はじめに

知っているのと知らないのとでは大違い。ならば知っておきたいし、知ってほしい。
「乳がんで悲しむ人を一人でも減らすために、中京テレビができること」の一つとして、本書を作りました。乳がんについて、疑いがあると通知が来てから慌てて情報収集するのではなく、あなたや、あなたの大切な人が乳がんにかかる前に、あらかじめ知っておきたい基礎知識を伝えることを目指しています。

第1章は、中京テレビの恩田千佐子アナウンサーの乳がん治療の全容です。治療の様子は、ニュース情報番組『キャッチ！』の特集やドキュメンタリーなどで放送してきましたが、本書は、放送で伝え切れなかった細部にまで踏み込みました。治療内容、その時々の気持ち、家族との関係が彼女に与えた影響など、インタビュー形式で彼女自身が包み隠さず語っています。一人の患者の体験とは言え、そのリアルな姿から見えてくるもの、考えさせられることが数多くありました。そして、彼女と並走しながら闘病を身近で支える人たちのコラムを挟んでいます。

第2章では、「ススメ」プロジェクト全体の医療監修を担ってくださっている、藤田医科大学の喜島祐子教授から専門医としてのメッセージをお伝えします。患者さんと向き合う中で感じている、声を大にして伝えたい、知っておいてほしいポイントをまとめていただきました。

第3章は、乳がんの基礎知識。乳がんは日本で女性の10人に1人がかかると言われていて、誰にでもリスクがあります。もちろん、生活する中の心配事を挙げたらきりがありませんが、基礎知識をあらかじめ持つことで、いざという時に惑わされず速やかに行動できるように、との思いでまとめています。そして、喜島祐子教授が取り組んでいる「整容性を考慮した乳がん手術」や、治療をしながら働く「がん就労」の現状について取材したことも盛り込みました。

最後の第4章は、中京テレビの社会貢献活動である「ススメ」プロジェクトについて紹介します。プロジェクトの立ち上げを決めてから、取材を進める中で浮かんだ乳がん検診に関する疑問の数々、「え？　そうだったんだ!!」と驚いた事実と理解の過程を、取材者の視点で綴りました。そこから行き着いた「ススメ」プロジェクトの考え方、表現方法、恩田アナウンサーの役割など、活動内容を具体的に紹介しています。

社会には、恩田アナウンサーよりも、もっと大変な思いをして乳がんと闘っている方が大勢いらっしゃいます。また、私たちは治療について詳しく知っているわけでもありません。そんな私たちでも伝えられることがあると信じて、社内外から多くの協力を得ながら、全力で1冊にまとめました。本書に記したことが何か一つでも、読んでくださる方の一歩先へ進む一助になることを願っています。

中京テレビ放送株式会社　経営企画局
コーポレートコミュニケーション部
「ススメ」プロジェクトリーダー
安部まみこ

Contents

Column

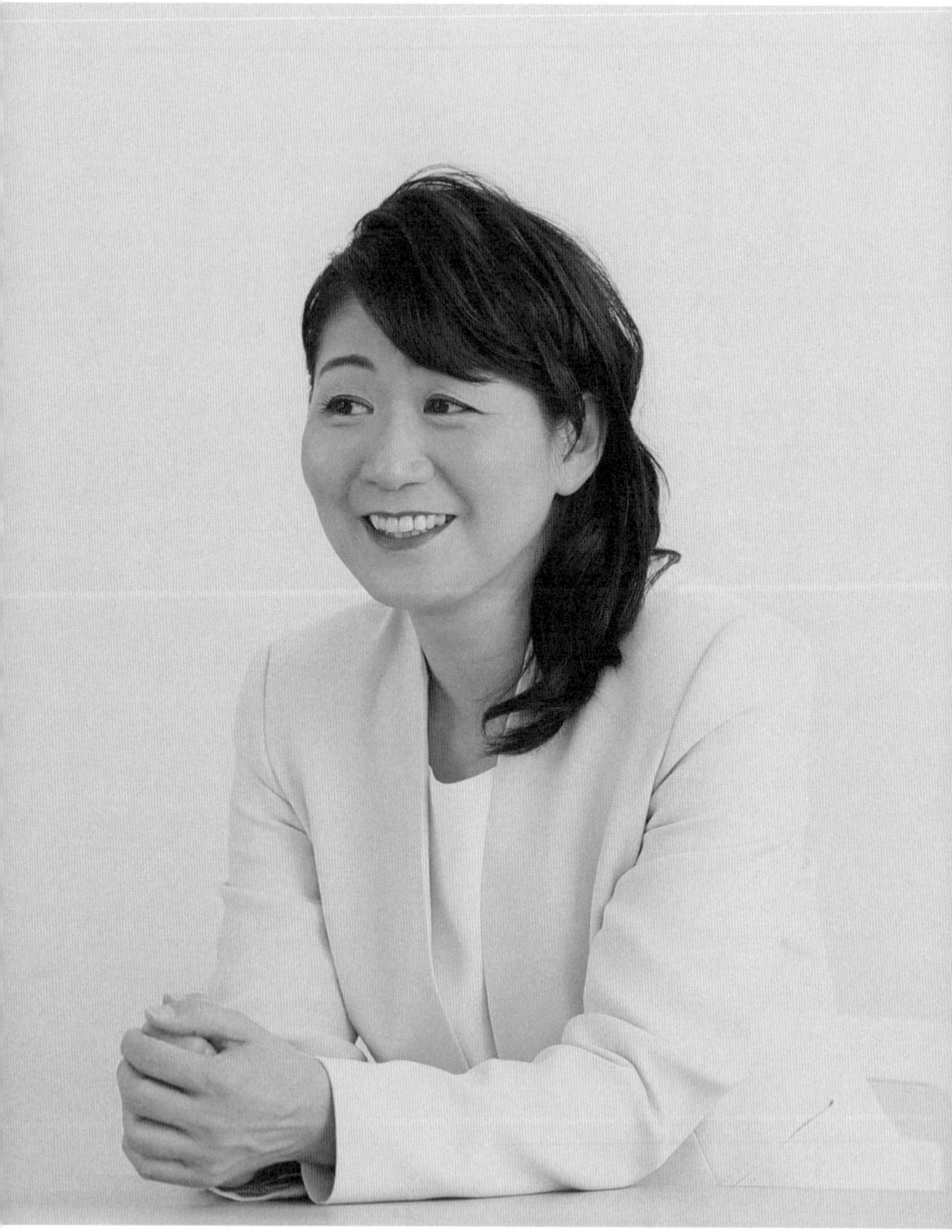

第1章 恩田千佐子アナウンサーインタビュー

仕事と子育ての両立、そして乳がん

2017年10月、乳がんと診断された恩田千佐子アナウンサー。
仕事、結婚、出産、子育てと、一人の女性として
さまざまな壁を乗り越えてきた恩田アナが直面した新たな壁。
自分のため、周りの大切な人のために、どう考え、何を選択したのか——?

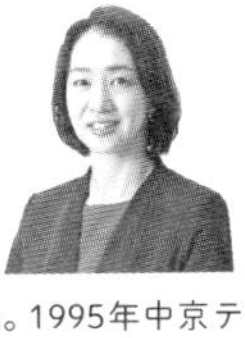

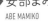

インタビュー
安部まみこ
ABE MAMIKO

兵庫県神戸市出身。1995年中京テレビ放送入社。コーポレートコミュニケーション部副部長。「ススメ」プロジェクトリーダー。朝の情報番組キャスター・報道記者・レポーター・デスクなどを経て、現部署で会社広報、ブランディング、社会貢献活動を担当。一人の子どもの母。

恩田千佐子
ONDA CHISAKO

東京都出身。1990年中京テレビ放送入社。アナウンス部専門エグゼクティブ。ニュース情報番組『キャッチ！』メインキャスター。「ススメ」プロジェクトアンバサダー。2人の子どもの母。2017年に乳がんの手術を受け、治療を継続中。その経験を番組やプロジェクトなどで伝えている。

伝える理由

自分をさらけ出すのが私の生き方

中京テレビの放送エリアである、愛知県・岐阜県・三重県の皆さんから「恩ちゃん」の愛称で親しまれている恩田千佐子アナウンサー。

乳がん治療を赤裸々に伝えたドキュメンタリー番組やニュース情報番組『キャッチ！』の特集には驚くほどの反響がありました。

その大きさには、彼女のこれまでの歩みが密接に関係しています。

まずは、プライベートを明かす理由に迫りました。

安部　アナウンサーと言ってもいろいろなタイプの人がいますが、後輩の私から見て、恩田さんは唯一無二の存在だと感じますね。

恩田　うーん、唯一無二かどうかはわからないですが、「さらけ出し続けてきたアナウンサー」とは言えるかもしれません。原点は、自分の出産シーンを放送したことでしょうか。当時、担当していた『P．S．愛してる！』という番組で、初めての出産に密着取材をするという企画がありました。その状況で、自分が妊娠したことをプロデューサーに報告したところ、「じゃあ、出産を放送するよな？」と言われ、「はい」と即答しました。抵抗は全くなかったです。

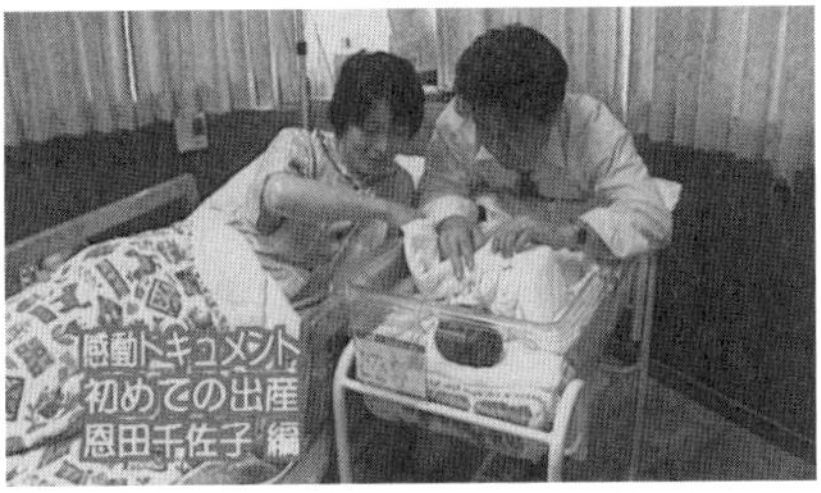

自身の出産シーンを担当番組で放送。その様子が視聴者の共感を呼び、応援の声が多く寄せられた

安部　そこで即答するところが恩田さんらしいですね。

恩田　私の実家は米屋なのですが、ご飯を食べたり、テレビを見たり、宿題をやったりしているところがお客さんから丸見えの店構えでした。通行人からも見えていて、常に人に見られる生活だったので、人から見られることに対してあまり抵抗がない性格になったのかもしれません（笑）。

安部　出産を放送した反響はどうでしたか？

恩田　出産の大変さや喜びへの共感、応援の声をたくさんいただきました。そして、放送で1回流産していたことにも触れたところ、視聴者の方から「実は私も流産しました」という手紙をもらいました。出産後に痔になった話をしたのも、妊娠、出産がきっかけで痔になる人は多く、視聴者の方々に「自分だけが悩んでいるわけではない」「痔は恥ずかしくない」と少しでも気持ちを軽くしてほしいと思ったからです。

安部　パートナーからの理解はすぐに得られましたか？

恩田　そうですね。夫は会社の同期で、アナウンサーとしての私にもともと理解を示してくれていました。夫は当時、報道部の記者で本当に忙しかったのですが、ピンポイントで出産に立ち会い、妻を励ます優しい夫としてちゃっかり映っていました。出産の密着取材は、同期の女性ディレクターが担当してくれました。たまたま同じマンションに住んでいて、いつ陣痛が始まるかわからないという心細い状態の時も彼女が寄り添ってくれて、本当に助かりました。

安部　視聴者の共感を呼んだことと、仕事とは言え、ディレクターがいてくれることで助かったという体験なんですね。それが乳がんの公表にもつながっていますか？

恩田　そうですね。出産ドキュメントを放送して、「自分のことを伝えることで、自分が励まされるだけではなく、視聴者の方の励ましにもなることがある」と実感しました。だから乳がんとわかった時も、自分の経験を伝えることで共感を得られたり、お互いの励ましになったりするのではと考えました。アナウンサーは、自分が見たことについてどう感じたかを言葉にするのが仕事です。だから、自分が逆境に立たされた時も、何をどう思い、どう感じているかを言葉にする習慣や義務があります。私の場合は、よいことも悪いことも、感じたことを全部聞いてほしいし、整理して視聴者の方々に伝えたいからこそ、自分の生き方として〝さらけ出す〟ことは当たり前になっています。

安部　では、乳がんの経験を伝えることにも迷いはなかったですか？

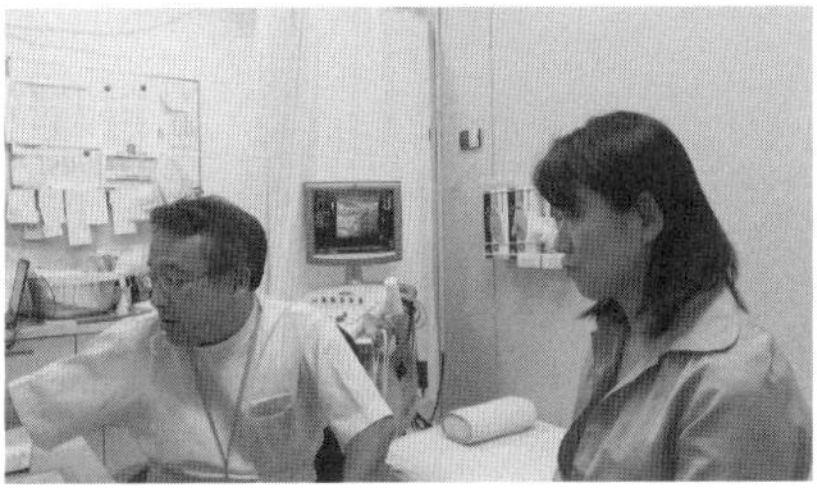

ドキュメンタリー番組でのがんの告知シーン。女性ディレクターが一緒に説明を聞いてくれた

恩田　なかったですね。乳がん治療の取材は、出産の時と別の女性ディレクターが担当ですが、撮影だけではなく、先生の説明も一緒に聞いて、治療について一緒に悩んでくれて、とても心強かったです。自分一人で先生の話を聞くと、ショックなことを言われた時に記憶が曖昧になったり、自分のいいように解釈してしまうこともあります。できれば、家族や信頼できる人と一緒に先生の話を聞くほうが安心です。病気を一人で抱え込むのはきついので、常に自分と情報を共有できる人がいてくれると心持ちが随分違うだろうなと。そういった、経験を通じて感じたことも伝えていきたいです。

私の経験は、何万といる乳がん患者の一例に過ぎませんが、「乳がんはこうやって発見できるんだ」「乳がんの手術はこんなことがあるんだ」「乳房再建にも選択肢がある」ということを、私の実例を通じて多くの方々に知ってもらいたい。私と関わる方はもちろん、テレビを見てくださっている方、今回この本を手に取ってくださる方に、知識の一つとして持っていただくことで、万が一の時には、逃げずにきちんと自分の身体と向き合ってほしいという思いを持っています。

Column

伝え手の使命「命を守る報道」闘病の様子を伝えることが視聴者を守る

『キャッチ！』プロデューサー（当時）　加藤哲朗

その日、私は恩田からの電話を待っていました。悪性か良性か、その結果がわかる日です。

「やっぱり悪性だったわ……」

受話器から聞こえた声に対して私は、身体は大丈夫だろうか、これから番組をどうしていこうかなどと途方に暮れる暇もなく、恩田から続けて出てきた言葉は「取材を入れてほしい」という申し出でした。

中京テレビ報道局の伝え手としての大切な使命の一つに、東海エリアの人たちの生命を守るというものがあります。これは「命を守る報道」と呼ばれます。大地震が起こった際、倒壊したビルを映すよりも「津波から逃げてください」と呼びかけることも、その一つ。台風や豪雨の際、「命を守る行動をとってください」と呼びかけることも、その一つです。

恩田の闘病の様子は、放送するたびに想像をはるかに超える反響がありました。いただいたメッセージの中で多かった声が、「私も検診に行かなきゃと思いました」というものでした。そして、そのようなメッセージをくださった中の一人から、後日、再びメッセージが届きました。

「検診に行ったら、がんが見つかりました。早期でした」

『キャッチ!』という番組が「命を守る報道」で役に立てた瞬間でした。

恩田が治療のために番組をいったん去る日の放送。治療・リハビリの様子。子どもとのやり取り。数多くのシーンを放送し続ける中で、何のために放送するのか、どう放送するのか、何を伝えるのか、そして、恩田は元気に復帰できるのか——メインキャスターがいない

『キャッチ！』を放送し続ける毎日は、スタッフみんなで悩み続けた日々でした。

恩田が番組に復帰した日。スタッフの拍手に迎えられ報道フロアに現れた恩田が、ホッとした表情をしていたのが印象的でした。「私の帰る場所」――そんなふうにも見えました。

「2人に1人ががんになる時代」と、数字で表せばこうなりますが、私自身、本当の意味がわかっていませんでした。世の中に数多くある「がんとの闘い」。その一つひとつの裏側には、一人ひとりの思いがあり、一つひとつの決断があり、一人ひとりの生活がある。働きながらがんと向き合う恩田の闘病が、この本を読んでくださっている皆様に、一つの事例としてお役に立てれば、それも「命を守る報道」であると感じています。

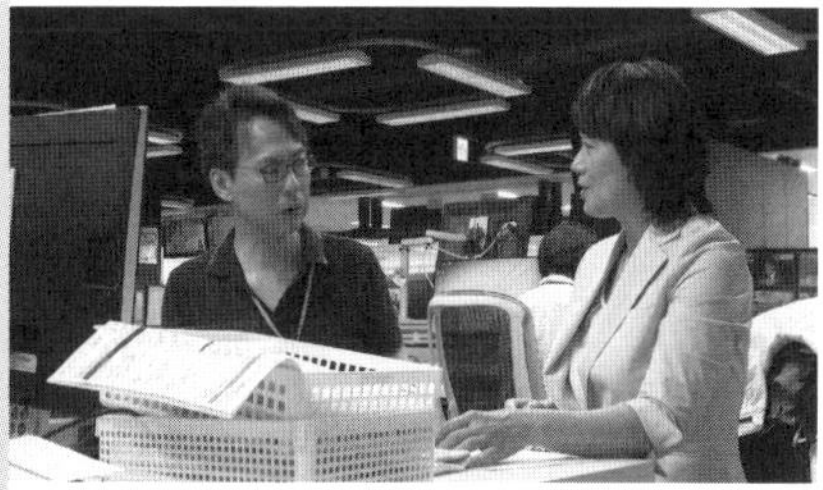

実際の治療

恩田千佐子アナウンサー
がん治療のリアル

ドキュメンタリー番組や特集では、
治療や恩田アナウンサーの様子を映像で伝えましたが、
放送では伝え切れなかった治療の全容、揺れ動いた心、
そして乳がんを経験したからこそ伝えたい思いを聞きました。

検診の「合間」に異変を見つけて病院へ

安部　病院へ行ったきっかけは何だったのですか？

恩田　2017年の夏ごろに、右の胸のあたりにヒヤッとした、ちょっと冷たい感覚があったんです。「何だろう？」と思って触ってみると、服が濡れていました。お風呂に入った時によく観察してみると、右の乳頭から液体が出ていました。透明で血は混じっていなかったんですよ。

実は2014年の人間ドックの際に、マンモグラフィ（乳房のレントゲン）で乳房を板でギュッと挟んだ時にも透明な液体が出たことがありました。その時は細胞を取って検査する「細胞診」を受けてがんではないと診断されたので、今回も「あ、まただ。がんではないだろう」と思っていました。ただ、次の人間ドックはまだ数か月先だったので、安心するために乳腺外科に行こうと思いました。

安部　次の検診を待たずに乳腺外科へ行ったのですね。

恩田　すぐではなかったのですが、病院を探して、8月ごろに行きました。そこでマンモグラフィとエコー（超音波検査）を受けて、「ちょっと心配なところがありますね。乳管の中に濁った水が見えます」と言われました。それで細胞を取って検査をして、約2週間後に結果を聞きに行ったところ、「がんの可能性がゼロではありません」と言われたのです。その後、もっと詳しく検査ができる検査診療施設へ紹介状を書いてもらいＭＲＩを撮った結果、2か所くらいあやしいところがあると言われて、今度は「組織診」という検査をしました。組織診では、部分麻酔をした後、鉛筆の芯くらいの針で、あやしいと思われる4か所くらいの肉片を取りました。

安部　肉片……痛そうですね。

恩田　麻酔をしているので、その場ではそんなに痛くはなかったけれど、刺して組織の塊を取るので後からズキズキとした痛みがありました。

結果を聞きに行ったのは、２０１７年10月４日です。そこで「これはがんです」と診断されました。「治療が必要なので大きな病院を紹介します。愛知県がんセンターならすぐ紹介できます」と言われて、その場で先生が愛知県がんセンター乳腺科の岩田部長に電話をしてくれました。それで翌日に愛知県がんセンターに行きました。

恩田アナウンサーの乳がんの経過

2005年		人間ドックで乳房に嚢胞・石灰化が見つかる
2014年		人間ドックでマンモグラフィを行った際、 右の乳頭から透明の分泌物が出る 細胞診で経過観察となる
2017年	7月	右の乳頭から、再び透明の分泌物が出る
	8月	受診。乳がんを否定できず精密検査へ
	10月	乳がんと診断
	11月	手術にて右乳房全切除 術中の病理検査でリンパ節への転移が確認され、 リンパ節を切除 同時に乳房再建を実施
	12月	滲出液が止まらず傷口が開いたため、 インプラントを除去
2018年	1月	抗がん剤治療開始（1月5日〜3月9日、計4回）、 並行して補完治療も実施 リハビリのため整形外科に通院（8月まで、計43回）
	3月	ホルモン療法開始 （女性ホルモンを抑え生理を止める注射： 4月27日〜10月24日、 女性ホルモンを抑える飲み薬： 3月29日より毎日、10年間続ける予定）

安部　診断されるまで、多くの検査があったのですね。

恩田　最終的にがんと診断されるまで約2か月かかりました。

安部　その間どんな心境でしたか？

恩田　「がんの可能性がゼロではありません」と言われても、「経過観察しましょう」と言われるぐらいだと思っていたので、あまり深く考えないようにしていました。「これはがんです。治療が必要です」と言われた時も、「そうか。でも早く見つかったからすぐ治るな」と楽観的に捉えていました。がんと診断され、愛知県がんセンターで診察を受けた時から女性ディレクターが同行し、撮影が始まりました。

手術と言われても、簡単に済むと思い込んでしまった

恩田　がんと診断された翌日、愛知県がんセンターの岩田先生にお会いしてまず言われたのは、「最初に意思確認をしますが、手術をしますか？　しませんか？　医師としては手術をすることをお勧めします」ということでした。「がんと診断された以上は手術しないといけないですよね？」

と聞いたところ、岩田先生は「中にはしたくないという人もいるので、意思確認はきちんとします」とおっしゃいました。こうして手術することを確認し、手術に向けて検査をしていくことになりました。

乳がん患者が多いのと、仕事を休む手続きもあり、手術は約1か月後ということになりました。

安部　診断されてすぐに手術の話で、気持ちが追いつくのが大変そうですね。

恩田　そうですね。でも検査結果が出ているので、治療についてはすぐに受け入れられたものの、「簡単に済んだらいいな」という願望がありました。たまたま知り合いに乳がんに罹患《りかん》した人がいて、その人はリンパ節への転移がなく、部分切除で背中の組織を使って同時再建していました。1回の手術で左右の乳房のバランスも取れて、その後は放射線治療もホルモン療法もしなかったのです。だから、「自分も取ってしまえばいいんだ。2、3日の入院なら仕事にもそんなに支障がなくてよかった」と勝手に思い込んでいました。

次々と訪れる「選択」

恩田　治療では、さまざまな選択を迫られましたが、最初の選択は「部分切除」か「全切除」かでした。部分切除の場合でも、２つの選択肢がありました。

2～3か所あやしいところがあったので、そこを部分的に切除して、自分の身体の他の組織（例えばおなかや背中）を移植して再建をする

あやしい部分を切除して病理検査をし、それががんだったら全切除か部分切除かを決める

このような選択肢を示しながらも、先生は「安心のためには、全部取ったほうがいいのではないでしょうか？」との意見で、私も不安要素を残したくなかったのと、部分的に切除して補整するよりも、全切除のほうがかえって再建しやすい場合もあると聞いたので、全切除を選びました。

安部　この選択は、その人の価値観や考え方によって異なりそうですね。

恩田　そうですね、私がもう少し若かったら自分の乳房を残したいと思ったかもしれませんが、当時50歳で、今後人に見せることもないだろうし、出産と母乳を与えることも経験したので、自分の乳房を残すことにこだわらなくてもいいかなと思いました。それよりも不安を残したくありませんでした。もし、再発や転移の不安があるからもう片方の胸も取ったほうがいいと言われていたら、私はそれを選択したかもしれません。そのくらいリスクを減らしたい気持ちが強いです。

今のところ、それを選択しようと思っていませんが。ちなみに、遺伝性の乳がんを発症した患者が、予防として健康な状態の乳房などを切除する手術について2020年に保険適用されました。

安部　手術に関して、他に選んだことはありますか？

恩田　手術と同時に再建をするかしないか、という選択がありました。乳房再建については保険がききます。2006年に自家組織、2013年に人工乳房が保険適用になりました。

全切除して再建を同時に行う

※この場合、形成外科の医師も手術室に入る必要があり日程調整が必要

全切除をした後、エキスパンダー(皮膚を伸ばす袋)を挿入し、半年後にインプラント(シリコン製人工乳房)を入れる

恩田　再建については、手術と同時にできるならやろうと思いました。エキスパンダーを入れると半年後にインプラントを入れるためにまた手術しなければいけないし、その間の痛みのケアも大変です。なので、同時再建を選びました。

そして再建の「方法」、自家組織を使うか、エキスパンダーを使わず直接インプラントを入れるかについては悩みました。

自家組織を使う方法

恩田アナの場合、全切除で、左右のバランスを考えると背中からの組織では足りず、やるならおなかから持ってくる必要がある。治すのに時間はかかるけれど、後々のケアが少なく、胸のたるみや左右のバランスを気にしなくていいというメリットがあり、長期的に見たら自家組織のほ

うがよいという面もある。とは言え、わざわざ傷を増やすのは嫌だ。

インプラントを入れる方法

再建した側の手を激しく動かせない、うつぶせ寝ができないなど、後の生活に不便がある。しかし、形をきれいに整えられ、回復が早く、日常生活に早く戻れる。

恩田　「どうしよう、どうしよう」と悩んだ結果、回復が早くて、仕事に早く復帰できると考えて、同時再建でエキスパンダーを使わずにインプラントを入れる方法を選びました。

　この選択については、密着してくれている女性ディレクターと娘にも相談しましたが、2人とも「こうしたほうがいい」と自分の意見は言わずに聞いてくれました。結局最後は「同時再建でインプラントを入れる」と自分で決めて2人に伝えたところ、女性ディレクターは「恩田さんはそう言うと思った」、娘は「ママがそうしたいならそうしなよ」と言って賛成してくれたので、私自身「これでよかった」と納得できましたね。

安部　結局、入院の期間はどれくらいでしたか？

恩田　約2週間でした。手術の後にドレーンという滲出液《しんしゅつえき》を身体の外に出すための管を切除した場所に入れるのですが、その管を入れておけるのが最大2週間。感染症の心配があり、2週間経ったらその管を抜き出さないといけないのです。その後も滲出液が止まらない場合もありますが、それは注射器で抜くこともできるということだったので、入院は手術後2週間となりました。先生の「ドレーンをつけたままでも仕事はできますよ」という言葉にも励まされました。「ドレーンがついていても目立たない衣装で、溜まったら捨てるという方法で仕事はできます」とのことでした。とは言え、「さすがにそれは大変だ」と思って、ドレーンを抜くまでは入院することにしました。

手術したら……まさかの「リンパショック」

安部　手術の時には、娘の琴子さんが付き添っていましたね。

恩田　そうですね、当時は東京の大学に通っていたのですが、付き添いのために名古屋に帰ってきてくれました。義理の姉も一緒にいてくれて、「ありがたい、頑張らなくては」と思いました。

これから右の乳房を取るというタイミングだったので、琴子には最後に触ってもらいました。

私の場合、乳がんの部分を触ってもしこりがほとんどわからず、言われてみればあるかも……という程度。こんなにわかりにくい場合もあると、女性である娘に伝えたかったのです。

いざ手術が始まったら、すぐに麻酔が効いて意識がなくなりました。手術は6時間くらいかかりましたが、カメラマンと音声、ディレクターの女性チームが手術室に入って撮影してくれました。大変だったと思います。

安部　自分が意識のないところでカメラが回っていることに不安はなかったですか？

恩田　不安よりも、自分の代わりに撮影で手術の様子を見てくれているのがありがたかったですし、カメラが回っている分、先生がより緊張感を持って手術してくださるんじゃないかな？　とか思っていました（笑）。

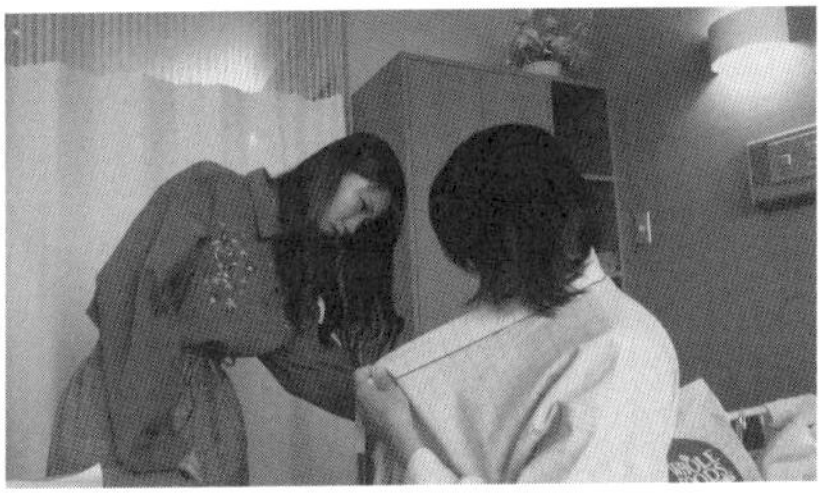

右乳房にあるしこりを触る琴子さん。触ってもわかりにくいケースもあることを伝えたかった

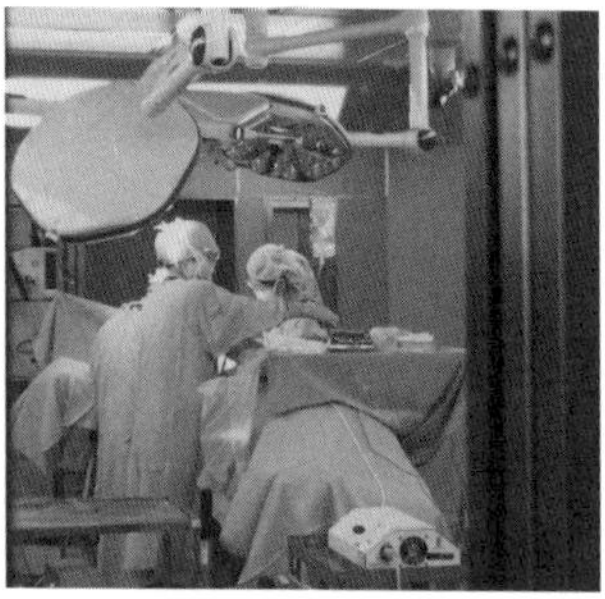

手術中の取材映像。前日の検査で「リンパ節への転移はないだろう」と言われていたが……

その時の映像は術後に見ました。手術中にリンパ節への転移が確認されたので、右脇のリンパ節をすべて切除することになりました。前日の検査で「転移はないだろう」と言われていたのですが、結局4つ取ったリンパ節の組織のうちの一つに転移が見られたので、全部取るしかなかったようです。先生はリンパ節に転移が見つかった時、「はい、わかりました。じゃあ、右脇のリンパ節すべての切除に入ります」と言って淡々と手術を続けているようにも見えましたが、先生自身がショックを受けていたのも同時に伝わってきました。

安部　手術後、目が覚めた時の状況は？

恩田　琴子に「リンパ大丈夫だった？」と聞いたら、「それは先生から後で説明があるよ」と言われたので、「あれ？　ちょっと様子が違うぞ」と思いました。手術前に、リンパ節に転移がある場合はすべて取ると聞いて承諾はしていましたが、先生からの説明を聞いて、やはり泣けてきました。

リンパ節に転移しているということは、全身にがんが散らばっている可能性があるということです。手術して2週間入院すれば終わりと信じていたのに、この後「抗がん剤治療もやるんだ」と思い、ショックでした。自分の計画どおりにはいかなかったです。すごく落ち込みましたが、私は「リンパショック」と名前をつけてしまいました(笑)。

またもや想定外、再建がうまくいかず……

恩田　乳がんを取り除く手術と同時に、インプラントを入れる再建手術をしました。私の場合、乳頭は残した状態で乳腺はすべて取って再建して、見た目は本当にきれいでした。しかし、傷の治りが悪くて滲出液が全然止まらなかったんです。ほぼ毎日、病院で滲出液を抜いてもらっていましたが、結局傷口が開いてインプラントが見えてしまう状態になり、退院して2週間でインプラントを取り出す手術をすることになりました。

そうしてインプラントを取っても滲出液はなかなか止まらず、傷口に吸水シートを貼って会社に通いました。2017年11月に最初の手術をしてから2018年4月までずっとその状態で、寒い時期にお風呂に浸かれないのがつらかったです。先生には「動いていても動いていなくても、いつ治るとは言えません」と言われたので、「じゃあ、普通に生活するしかない」と思い、会社に通いました。結局、お風呂に浸かることができたのは２０１８年5月ぐらいです。本当にうれしかったですね。でも、傷口が塞がった後も血豆のようなものがあったので、結局きれいに治るまでには１年かかったと思います。

安部　再建については、今後どう考えていますか？

恩田　先生に「再建しますか？」と聞かれましたが、滲出液が出続けるのが本当に大変だったので、今のところ考えていません。インプラントを取らなくてはいけなくなった時はすごくショックでしたが、逆になくなったことで「運動も、うつぶせ寝もできるしよかったのかな」と思うようにしています。いつか再建したいと思う日が来るかもしれませんが、今のところ、ブラカップつきキャミソールの中にパッドを入れる形で大きな不満なく過ごしています。実は一時期、軽めの詰め物を入れていたのですが、歩いていてめまいがするようになりました。いろいろと試行錯誤してみて、最近はパッドに小さめのシリコンを自分で縫い合わせたものをブラカップつきキャミソールの中に入れています。ある程度重さがあって左右バランスがいいのか、めまいも減りました。そういった工夫を重ねて、何とか乗り切っています。

つらい抗がん剤治療。でも楽しみは諦めない

恩田　傷が治らないうちに、抗がん剤治療をやるか、やらないかという選択を迫られました。術後6～8週間で始めないと効果がないというので、すぐ決断が必要でした。私の場合は、女性ホルモンががんの増殖に影響するタイプのがんで、女性ホルモンを抑える「ホルモン療法」を行うと再発や転移は90％防げるとのことでした。それに抗がん剤治療を加えれば、再発や転移の心配が3％減ると言われました。やらない選択肢もありましたが、たとえ3％でも、後から後悔するよりはやったほうがいいと考え、最終的には抗がん剤治療をすることに決めました。不安を残したくないので多分やることになるだろうと思ってはいたものの、女性ディレクターや娘には「どうしよう」とずっと相談しながら、自分の気持ちを固めてい

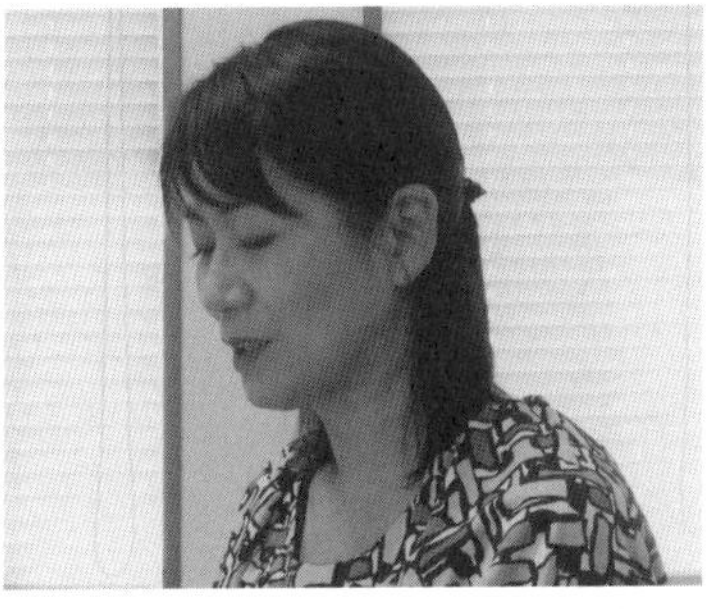

副作用のことを考えると気持ちは揺れ動いたが、後悔しないように抗がん剤治療をすることを決意

った感じです。

安部　抗がん剤は副作用が避けられないですよね。

恩田　そうですね。先生からは「脱毛が起こる人は95％、吐き気がある人は35％」と言われました。抗がん剤治療を実際に受けるまでは、脱毛が起こる人が95％と言われても、「自分は残りの5％に入るかもしれない」と思っていました。なので、1月頭に最初の抗がん剤治療をして、調子がよければ次の週の月曜日には復帰しようと思っていました。

抗がん剤治療は3週間ごとに4回、金曜日の午前中に点滴を受けるので、体調がよければ仕事もできるし、脱毛もウィッグで何とかなると考えて、仕事は休まないつもりでした。吐き気も、吐き気止めの点滴をしたり薬を服用したりするので、抗がん剤治療直後は「なんだ、私元気じゃん。来週から仕事できます！」くらいの気持ちだったのです。

安部　どこまでもプラス思考ですね。

恩田　しかし、結局点滴をした夕方くらいから気持ちが悪くなってきて「やっぱりだめなんだ」と。具合が悪い状態で会社に行けば仕事仲間に迷惑がかかるし、1週間休んで2週間仕事して、また

1週間休むとなると、明らかにテレビで「抗がん剤治療をしています」と言っているようなものです。結局プロデューサーと話し合って、3か月間休むことになりました。

先が見えない休みは長く感じ、人間は毎日休みだと早く仕事をしたくなるのだなと、実感しました。本当に早く仕事に復帰したかったです。毎日が休みだと万々歳かと思いきや、全然うれしくありませんでした。楽しみの中に苦労もあり労働もあり、やはりそういうリズムが大事だし、人はないものねだりの部分があるのだなと思いました。

安部　抗がん剤治療で何が一番つらかったですか?

恩田　脱毛ですね。抗がん剤治療の前からウィッグを準備して覚悟はしていましたが、抜けはじめた時は「ああ、やっぱり」って思いましたね。治療について放送することを考えると、髪が抜けた状態の写真があったほうがよかったのかもしれませんが、どうしても撮影できなくて、抜けた髪の毛自体を撮っておくのがやっと。想像していた以上にショックでした。

対策として、ちょうど抗がん剤治療が始まったタイミングで、大手ウィッグメーカーが大学と共同開発した、乳がんなどで抗がん剤治療をする方用のローションが発売されたので、購入して塗りはじめました。抗がん剤治療で髪質が変わったり、前髪や頭頂部分がなかなか生えてこないという人は多いそうですが、そのローションのおかげか、私は元の髪質と同じ髪が隙間なく生えてホッとしました。

その他にも副作用はあって、例えば味覚障害。仕事を休んでいる間、唯一の楽しみが食事（笑）！　一人で外食もしていました。近くの評判のラーメン屋さんにも行きましたが、その時は味がしなくて、自分で塩や醤油を足していました。そのラーメンを元気になって再び食べたら、全然味を足さなくてもおいしいラーメンでした。抗がん剤治療中は味を感じにくくなっていたんですよね。またコーヒーもいつもと違う味に思えたり、辛い担々麺にも醤油をたくさん足したりしていました。

安部　でも、仕事は休むとしても、家のことは放ってはおけないですよね。

恩田　そうですね。だいたい金曜日に抗がん剤治療をしていたのですが、土日に娘や姉が来てくれると体調が悪いのも和らぎました。「せっかく来てくれたから、ひつまぶし食べる？」と自ら買

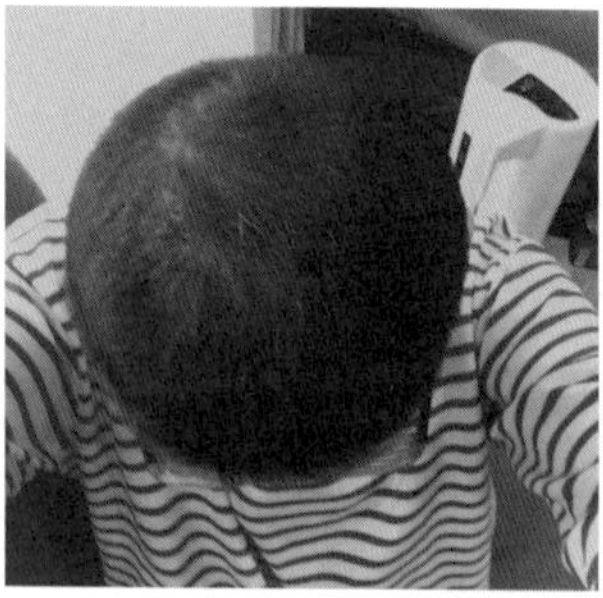

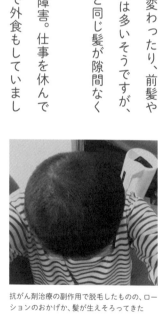

抗がん剤治療の副作用で脱毛したものの、ローションのおかげか、髪が生えそろってきた

いに行ったり、料理を作ったり。誰かが一緒にいてくれると「自分が頑張らなきゃ」と勝手に身体が動きましたね。ただ、みんなが帰るとまた体調が悪くなって、ぐったりしていました。

息子は普通に高校へ行っていたので、抗がん剤治療中もご飯やお弁当を作って送り出していました。「今日は帰りが遅いからご飯はいらない」と言われると何もする気がなくなって、具合が悪くなるんですよ。

安部　病気に意識を集中しすぎるよりも、日常生活の中で気が紛れるという面もありましたか？

恩田　そうですね。張り合いは大事です。治すことだけに集中していても楽しくありません。「私は今、がんの治療をしているからじっとしていよう」と思っても、安静にしているからといって早く治ったり、再発しなかったりするという保証はどこにもない。生活の喜びや楽しみはきちんと感じたほうがいいと思いました。私の場合、仕事を休んでいた3か月間は知識の蓄積になると思い、映画をたくさん観ようと思ってＤＶＤをレンタルしました。トータルで50本くらいは観たと思います。寝転がってできることだったので、無理もないし、自分も楽しい。人に聞かれたら感想を言えるようにノートにも書き留めました。

Column

一つひとつ選択しながら進める乳がん治療
本人が決めたことに寄り添ってほしい

ディレクター　三輪あきな

2017年10月。

愛知県がんセンターで「100％がんです」と告知された恩田さん。取材ディレクターとして同行していた私は、この告知がどれだけ重いのか、よくわかっていませんでした。「がんと言っても初期だし、手術と言っても部分麻酔で乳房に小さな穴でも開けてがんをほじって出すのだろう」――そんな程度の認識でした。

しかし医師から、「全身麻酔で5時間以上の手術を行い、2週間ほどの入院が必要」と説明を受け、「思った以上に大変なことだ」とようやく気づいたのです。
実は恩田さん自身も、当初、乳がん治療を軽く考えていました。「日帰り手術にすれば1週間くらいで復帰かな～」なんて言っていましたが、事の重大さに気づいた頃から、不安な気持ちを隠し切れなくなっていました。

どの手術を選択すればいいのか？　家族や視聴者にはどう伝えるのか？――悩みは深まります。周りの人からは、民間療法や健康食品の勧め、手術や治療の選択に意見が相次ぎました。ありがたいと受け止めながらも、何が最善の方法なのか、恩田さんは混乱しました。それでも、「初期の乳がんだし、手術が終わればもう治療はない。がんの恐怖から解放される」と、恩田さんも私も信じていました。

ところが、手術中にリンパ節への転移が発覚。まさか……。
リンパ節への転移は、全身にがんが散らばっている可能性があり、手術後も治療が続くことを意味します。撮影のため手術に立ち会っていた私は、執刀医に「なぜこんなことになったのでしょうか？　事前の診断では転移はないだろうと言っていたのに……」と、我を忘れて言ってしまいました。万が一に備えるだけのつもりが、その万が一が起こってしまいました。

手術が終わり、医師がリンパ節への転移を伝えると、恩田さんは一筋の涙を流しました。取り乱すかと思いましたが、意外にも冷静に受け止めているように見えました。

しかし翌日、病室には、それまで見たことがない恩田さんの姿がありました。「一晩中、転移について考えていたのだろう」――そんな表情でした。恩田さんはうつろな目で空を見ながらぽつりぽつりと話しはじめ、「身近な人が乳がんになった時、本人が決めたことを否定しないでほしい」とつぶやきました。

手術をすれば病気から解放される！　その一心で立ち向かってき

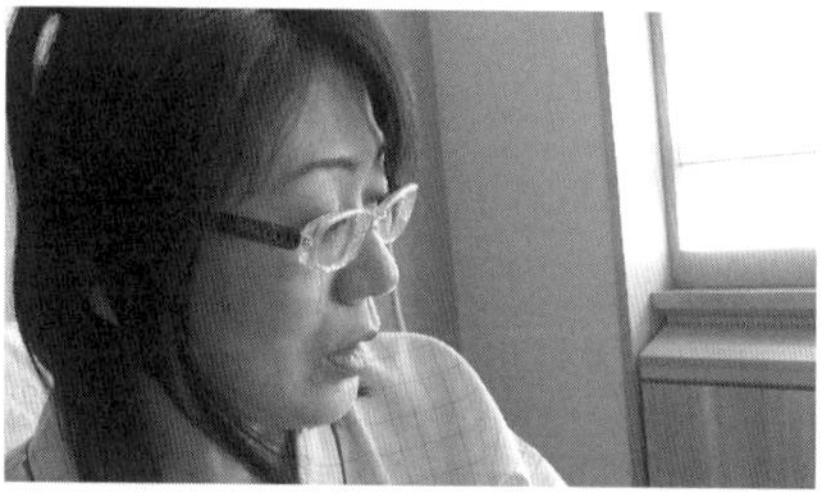

たのに、手術をしてもがんを完全に取り切れていないかもしれない。これからどうなってしまうのか？　この〝終わらない恐怖〟が、がんの本当の怖さなのだと実感しました。手術から2年半が経過し、恩田さんが〝がん患者〟であると、見た目からは全くわかりません。しかし、今でも恩田さんはがんの恐怖と闘っています。もしかしたら、手術の前以上の恐怖と闘っているかもしれません。

取材ディレクターとして私が伝えたかったこと。それは、「もし、自分の周りでがんになった人がいたら、患者本人が決めたことを否定せず、寄り添ってほしい」という思いです。患者は、私たちの想像以上に悩みに悩んで治療方針を決めています。それを軽い気持ちで否定してほしくはありません。

そして、どんな時も本人に寄り添ってほしい。その気持ちがあれば、身近な人ががんになった時に、病気を乗り越えられると思っています。

復帰初日、ウィッグが風圧で……（汗）

安部　3か月間『キャッチ！』を休んで、復帰した時はどんな感覚でしたか？

恩田　1週間の夏休み明けぐらいの感覚で、違和感はありませんでした。ただ、ウィッグをつけてテレビに出るので、「わかってしまうかな……」と見た目を気にしてソワソワしていました。

安部　何か工夫したことはありましたか？

恩田　私はボブのウィッグを選んだのですが、髪が広がると、どうしても不自然に見えてしまいました。初日は、メイクさんにしっかりセットしてもらい万全の状態でカメラの前に立ちましたが、冒頭で「こんにちは！」と言っておじぎをした後に身体を起こしてカメラを見たら、髪が風圧で広がってしまい……（汗）。次の日からメイクさんが、髪が広がらないようにピンで留めたり、片側にまとめたり、お団子にしたりしていろいろとアレンジしてくれました。また、生え際が自然に見えるように、生え際

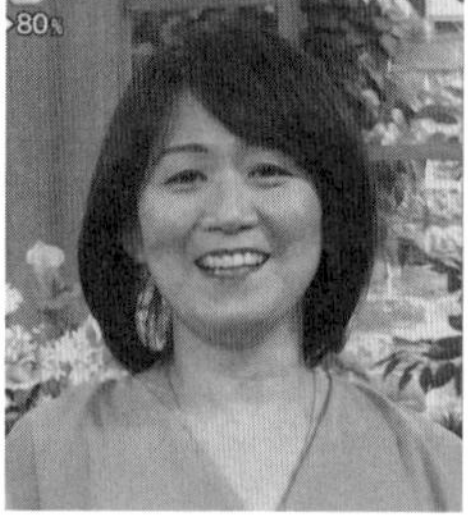

復帰初日の冒頭シーン。元気よくあいさつをした結果、ウィッグの襟足が広がってしまった

の近くにシェーディングパウダーで影を入れるなどの工夫をして乗り切りました。

そして髪が生えそろった頃、2018年10月1日に地毛のショートカットで出演し、抗がん剤治療をしていたこと、ウィッグを使っていたことを報告しました。併せて、乳がんについて伝える「ススメ」プロジェクトの活動が始まったことをお伝えしました。

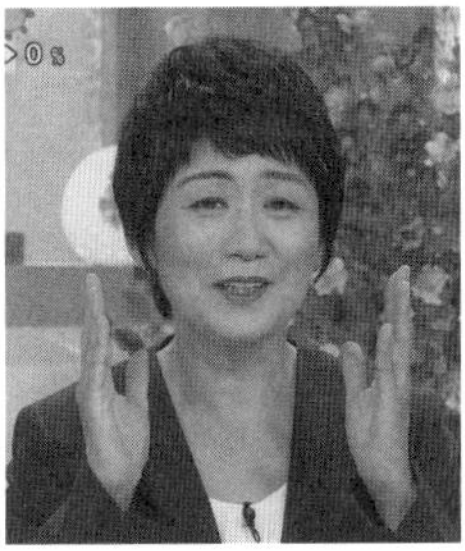

髪が伸びてきて、地毛のショートカットで出演。抗がん剤治療とウィッグの使用を報告

安部　視聴者の反応はどうでしたか？

恩田　復帰直後から「お帰り！」「待っていたよ！」など、番組を見てくださっている方から続々とメッセージをいただき、とてもうれしかったです。今は、SNSで反応がリアルタイムでわかりますからね。「戻ってこられた」「戻ってきてよかった」と胸が熱くなりました。

長いホルモン療法が終わるまで

安部　復帰してからも治療は続いているのですね？

恩田　私の場合は、抗がん剤治療の期間中、白血球が減らないようにするための注射を打ったり、吐き気止めや便秘の薬などを毎日飲んだりしていました。薬は体調に合わせて処方されます。そして、抗がん剤治療が終わってから20日後にホルモン療法が始まりました。私の場合、がんの増殖に女性ホルモンが影響するタイプのがんなので、女性ホルモンを抑えなくてはなりません。毎日女性ホルモンを抑える薬を飲み、生理を止める注射を3か月に1回、全部で7回打ちました。飲み薬は10年くらい飲み続けないといけません。女性ホルモンが抑えられているので、ホットフラッシュなどの更年期症状が出ます。急にカアッと顔や身体が熱くなるのですが、数分で治まるので、抗がん剤の副作用ほどつらくはないですね。

安部　先は長いですね。

恩田　そうです。だからまだ治ったとは言えないです。ホルモン療法が、開始から10年後の2028年に終わって、ようやく治ったと言えるのだそうです。それまではずっと今のがんを警戒し続けなくてはいけないので、仕方がないことですが、不安が完全になくなるわけではありません。ずっと元気で90歳くらいまで長生きして、「あー、大丈夫だったんだ」と思える時が来るまでは、きっと安心できないのでしょうね。

リハビリをしてから生放送へ

恩田　抗がん剤治療が始まって2週間後ぐらいから、本格的なリハビリを始めました。右の脇のリンパ節を取ると右腕が上がらなくなるのでリハビリが必要なのですが、術後は胸にインプラントが入っていて傷口が開くと困るため一人でのリハビリがあまりできず、その結果、肩や脇、背中が凝り固まってしまいました。整形外科に通いながらのリハビリで、毎日涙がにじむほどの痛みに耐えて、8か月かかって動くようになりました。結局整形外科には合計で43回行きました。午前中はリハビリに行って、午後に出勤。はじめは毎日通っていましたが、徐々に減らして、最終的には週に1回のペースで通いました。

安部　午前中は毎日病院に行って、午後は『キャッチ!』の生放送、大変ですね。

恩田　本当にいろいろな病院へ通いました。愛知県がんセンター、整形外科、それに主治医の許可を得て抗がん剤治療の補完治療へも通っていました。抗がん剤治療と並行して、免疫治療の医療機関でビタミンC点滴を打ったり、漢方薬を飲んだりしていました。これがまずくて(苦笑)。

免疫治療というのは、免疫力を落とさないようにするもので、以前、健康番組を担当していた時にお世話になった先生が連絡をくださって、「抗がん剤治療をするなら、同時に補完治療をやると楽になると思うよ」とアドバイスをいただきました。「やらないよりはやったほうがいい」と思って先生のところへ通うことにしました。

スケジュールとしては、金曜日の午前中に抗がん剤治療を受けて、その後で免疫治療の病院へ行ってビタミンC点滴を1時間くらい。さらにその翌日に白血球を減らさないための注射を打ちに愛知県がんセンターへ行きました。白血球の減少を止める注射はとても高額です。保険がきいても2、3万円ぐらいかかります。漢方薬は毎日飲みました。

手術から2年以上がたった今は、ホルモン療法の薬を飲む以外は普通に過ごせていますが、右の脇のリンパ節をすべて取っているので、リンパ液が滞って腕がむくんでしまう「リンパ浮腫」に気をつけるように先生から言われています。右手で重い物を持たないようにしたり、刺激がいけないので、日焼けや虫刺されにも警戒を続けなければならない状態です。

がんと向き合い、揺れる心

安部　治療において、当然ですが、患者の気持ちは揺れ動きますよね。

恩田　そりゃそうですよ。日本人で生涯のうちに何らかのがんにかかる人が2人に1人と言われていて、可能性を考えたら他人事ではないと頭ではわかっていたものの、まさか本当に自分がなるとは思っておらず、とても驚きました。近い親族にがん経験者はいないし、覚悟が全然できていなかったので。多くの人がそうなのだと思います。私は早く元どおりの生活に戻りたい一心だったので、あまり大げさに捉えないようにしました。また、プラスの方向へ気持ちを持っていく努力をしました。

でも、自分ががんであることを伝えた時の相手の反応を見ていると、ものすごく驚いて、すぐにでも死んでしまうのではないかと受け止めている人にたびたび出会いました。そのことで「ああ、やはりがんは怖い病気なんだ」と感じることもありました。

がん全般や乳がんに関しての知識が、人によってバラバラだということも知りました。例えば、身内に乳がん経験者がいるなど、乳がんに詳しい人は比較的冷静に受け止めてくれました。しかし、「怖い病気だ、死んでしまう」と思っている人は、すごく動揺したり、気遣ってくれたりするので、「そんなに大げさに捉えなくても大丈夫」と伝えました。

安部　食事など、生活面でも迷うことがありましたか？

恩田　がん患者は先の病状がどうなるのかはっきりしないので、何が正解なのかわからないまま暮らしていかなくてはなりません。身体にいいと言われる食品、例えば野菜ジュースとか、魚とか、納豆とか、ヨーグルトとかいろいろありますが、がんになってしまうと「食べないといけないのではないか」と考えてしまいます。健康食品もいろいろありますよね。「朝昼晩、これを食べれば大丈夫」とか「1日1回この運動をしておけば大丈夫」というような正解があればいいですが、それは誰にもわかりません。寿命が来た時にがんが再発しないで済んでいたら「正解だった」と思うだろうし、その逆もありますよね。

民間療法も同じだと思います。元気な人は「私はこれのおかげで元気だよ」と言うけれど、そういったアドバイスによって逆に悩みが増えるので、結構ストレスになるケースもありました。そのことばかりを悶々と考えるのに本当に疲れましたね。だから、あまりとらわれないようにしようと自分に言い聞かせてきました。

例えばお酒も、先生は「飲み過ぎなければ別にいいですよ」と言うけれど、毎日飲んだとして、もし再発や転移をしたら、「やっぱり飲むんじゃなかった」と思うでしょう。でも、そのことに固執すると行動できなくなってしまうので、バランスを取ることを大切にしています。私の場合、全く飲まないと人生の楽しみが一つ減ってしまうので、1日飲んだら2日休むといった感じでバランスを取りながら人生の楽しみを作っていけたらいいと思っています。また、疲れすぎないように、休みや睡眠時間はきちんと取ろうとも思っています。

ほどよくいたわって（笑）

安部　身近な人ががんとわかった時、どう接すればよいのか迷うこともありますが、当事者として気づいたことがあれば教えてもらえますか？

恩田　そうですね。ほどよくいたわってもらえると（笑）、とてもありがたいと思います。大げさに捉えられすぎても困りますが、反対に大丈夫と言って軽く捉えられすぎると、「いやいや、そんなに簡単な病気じゃない」と反発心が芽生えることもありました。特に、退院した直後はまだ滲出液が出ている状態で傷も癒えていなかったのに、私が会社に通っていることだけを見て、まるで完治したように思っている人もいました。悪気がなくても「よかったね」と言われると、「いやいや、まだ治療も続くし傷も塞がっていないし、よくはないよ」と思うこともありました。抗がん剤治療の時は、外に出るのもつらいし副作用も多いので、気持ちが落ち込みます。そんな時に「大丈夫でしょ？」という対応をされると、「何もわかっていないんだな」と思いがっくりしました。

安部　うーん、その時の状態に合わせた対応が必要なんですね。なかなか簡単ではないですね。

恩田　人によると思いますが、私の場合は「普段どおりでいいけれど、時には優しい言葉をかけてね」という感じでしょうか？　少し状況を探ってもらってから声をかけていただけるとありがたいです。

安部　他の乳がん経験者から声をかけられることもありましたか？

恩田　そうですね、経験者だとは全然知らなかった人から「実は……」と言って声をかけられることも多かったです。「私も何年か前に手術を受けたけれど、今元気だよ」と聞くと励みになりました し、自分が経験したことを人に伝えて「役に立っている」という実感があると、喜びになりました。患者さん同士で情報交換する中で、私が受けている治療は決して突飛な内容ではなく、副作用も決して異常ではないということを感じた時に「大丈夫」と思うことができました。例えば味覚障害とか、同じ症状を共有できた時にホッとしました。視聴者の方からも「リンパ節を取って、その後が大変だった」とか「リンパ浮腫が起こってしんどかった」という声を聞くと、やっぱりがんは一生続く病気だと思うと同時に、「お互い頑張りましょう」という気持ちにもなりました。

働く人と会社の歩み寄りが大切

安部　恩田さんは、番組復帰に並々ならぬ情熱を傾けていましたよね。

恩田　そうですね。元の場所へ帰るんだというのが、大きなモチベーションでした。

安部　復帰後は、どう仕事を調整していますか？

恩田　私の場合は病気を公表していましたし、プロデューサーや上司ともコミュニケーションを取って、番組復帰できる時期を決めて、やれる範囲の内容を探ることができました。今は「これ以上は体調が悪くなりそうだ」「ここは頑張り時だ」と常に自分の中で線引きをしています。がんになる前は何でも全力投球で、土日はイベントや特別番組に出て、平日は生放送ということがよくありました。今は土日両方というのは断って、イベントやロケがあっても、土日のどちらかは完全に休むようにしています。がんになる前の感覚で仕事の依頼がたくさんあると、「待ってください、無理はできないです」と言いたくなります。一方で、2年以上たった今は病人扱いされるのがつらい……複雑です。がんと一言で言っても、病状や治療方法は人によって全く違うので、患者本人は自分ができることとできないことをはっきりさせておき、周囲はそれをしっかり聞いてほしいですね。

安部　現在、治療を続けながら働く人が増えています。がん就労全般について思うことはありますか？

恩田　がん就労の一般的な話で、会社側は時として復帰後の働き方について「ゼロか100か」のような聞き方をすることがありますが、がん就労者にとってゼロか100かはあり得ないと思います。「今まで100でやってきたことを70ならできますか？」「今までのことなら100できますが、新しい仕事はちょっと難しいです」という具合に、お互いに調整・歩み寄りが必要です。患者側としては、感情的になって会社を辞めてしまうのは避けるのが賢明だと思います。例えば「君、がんだけど本当に働けるの？」など、否定的な言い方をされると、すごくショックを受けるんですよ。自分としてはできる範囲で働きたいと思っているのに、威圧的に言われると「私は必要のない人間になってしまったんだな。会社は私に辞めてほしいと思っているんだな」と捉えて、辞めてしまうことがあります。離職すると新しい仕事を探すのは大変です。もし会社側に理解が足りないことがあったとしても、ここは少し感情を抑えて「病気をよく知らない人と話しているんだ」と冷静になる必要があると思います。患者側は、医師と相談して、どこまでできるか会社に説明できるようにしておくことも大切です。

がんを経験したことのない人も、もし本当にがん患者に寄り添いたいと考えるなら、がんのことをもっと知ってほしいです。

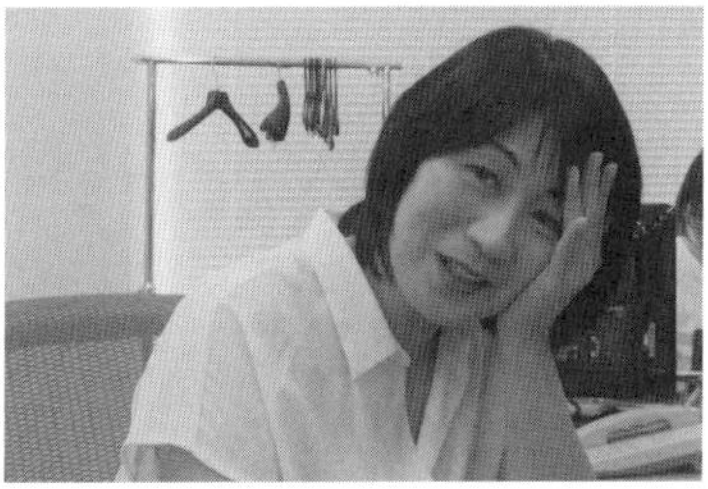
「番組降板なら会社を辞めていたかも」アナウンス部で取材に応えた恩田アナ

Column

「患者の心の支え」と「周囲の理解」治療しながら生きる人のためにできること

『キャッチ！』プロデューサー（当時）　**加藤哲朗**

毎日『キャッチ！』を放送しているCスタジオ。そこから出てすぐの所に、小さな控室があります。実は、抗がん剤治療を終えて復帰してすぐの頃、恩田は出番の合間に、その控室で休憩をとりながら出演していました。がんとわかっても番組に出演し続けたこと。その後、治療をしながらも番組に復帰したこと。正直、会社の中で反対意見もありました。キャスターを交代させるべきか、実は大きな負担になってやしないか、無理をさせて、万が一悪化したら……。番組の責任者として私自身も、恩田のキャスター継続に迷いがなかったと言えば嘘になります。しかし、恩田はいつも、こう言っていました。

「帰りたい場所があるから、頑張れる」

「見てくれる人と向き合えるからこそ、頑張れる」

彼女が出演を望むなら、『キャッチ！』のキャスターを続けることが彼女の支えになるなら、恩田のキャスター継続が私にできる「たった一つのこと」でした。また、彼女だからこそ伝えられることも多く、番組にとっても視聴者にとっても、そのほうがいいと判断しました。もちろん、すべての患者さんが、仕事を続けたほうがいいという話ではありません。心の支えになるものは、人それぞれだと思います。仕事を続けたくても続けられない方も、たくさんいると思います。

「周囲の理解」と言うのは簡単です。ただ、がんと向き合うためには、手術や治療など身体のことだけでなく、「心」や「気持ち」が大切で、そこについて、周りの人にはたくさんできることがある——そう感じました。恩田の場合、それが「キャスターを続けること」でした。生き生きと生きるためのサポートこそが、「周囲の理解」なのかもしれません。

やりたいことは、一つひとつ叶える！

安部　乳がんを経験したことで、価値観や心境に変化はありましたか？

恩田　いろいろありましたね。「人生には必ず終わりがある」ということを常に意識するようになりました。だからエンディングノートを作りましたし、なるべくシンプルに生きようと思うようになりましたね。

また、自分がやりたいと思っていることは、一つひとつ叶えていこうと思っています。例えば、いつか娘と旅行に行きたいと思っていたので、夏休みを使って2人でヨーロッパに行きました。ホームビデオの整理もいつかやろうとは思っていて、この前思い立って過去5年分を全部DVDに収めました。あとは、自分が嫌な気分になるお付き合いは極力避けようと思うようになりました。いい人でいるのはやめようと（笑）。反対にこの人との時間はすごく楽しいから大切にしようと思うなど、人間関係のバランスが変わりましたね。

安部　お子さんとの関係に変化はありましたか？

恩田　琴子は、私が病気で大変な時も寄り添ってくれました。私が愚痴を言いたい時に根気よく聞いてくれて、いざとなったら頼れる、程よい距離感の大人同士の関係になったと思います。でも娘は娘ですよ。すごく気を使って「お母さん、あれやるよ、これやるよ」と言うのではなく、こっちがやってと言ったことはやってくれても、進んで洗濯や掃除はほとんどしなかったですし。本人は家事を手伝ったという印象のようですが、母から見れば、頼んだことだけ（笑）。

安部　息子さんも頼りがいが出てきたのではないですか？

恩田　うーん、息子はあまり現実を受け止めたくなかったようでした。私が説明したこと以上に深読みはせず、「お母さんがそう言うのなら大丈夫だろう」と考えていたようでした。入院中は義理の姉の家族に面倒を見てもらって、私が退院してからは、ご飯を作れる時は作り、具合が悪い時は作らずという感じでしたが、それも自然に受け止めていましたね。私が病気になったことのショックが大きすぎて、自分の気持ちに整理をつけるのが精いっぱいだったのかもしれません。息子ができることと言えば、学校へ行って部活をやって、親に心配をかけずに普段どおり過ごすこと。それでギリギリだったのかもしれませんね。

安部　仕事でも意識は変わりましたか？

恩田　意識の変化はあまりありませんでしたが、復帰してから副部長に昇進して、部員の補助評価をつけるなど管理職としての仕事が増えました。想像以上に時間がかかり、ストレスもあったんですよ。

安部　出演者としての仕事と管理職の仕事との両立ですか。

恩田　「無理しなくていいよ」と言われているものの、副部長としてやるべき仕事なので悩みました。現場の仕事と管理職としての仕事、後輩の指導もあるし治療もあるし、その折り合いをつけるのが大変でした。この時に、自分は意外と真面目な性格だったのだと気づきました（笑）。

放送の仕事は慣れているので、自分の中で多少やりくりはできます。時間のない中で感想やコメントを考えるのは、それこそ頭から湯気が出るくらい大変だけれど、オンエアが終わったら後はリラックスできます。そこに管理職の仕事が加わり、やらなければならないことが果てしなく増えた気がして、落ち込みました。ですが1年がたち、自分の中でもある程度基準ができて作業に慣れたので、2年目からはスムーズにできました。今振り返ると、コツコツとやってきたことは無駄ではなかったと実感しています。アナウンサーとしてやってきたこと以外の、副部長としての役割が見えてきたので気持ちが楽になりました。

安部　先程、「真面目な性格だと気づいた」と言っていましたが、他にも改めて気づいたことはありますか？

恩田　子どもの頃に父に言われた一言から、完璧主義者にはならないように努力してきました。それが今につながっていると思います。中学生の時、部活動で後輩と先輩の間に挟まれていろいろと悩んだことがあって、父に相談したことがありました。その時、「お前は完璧主義者だな。そんなの疲れちゃうぞ」と言われて、「そうか。完璧を求めてはいけないのか」と思いました。そこからは人に対して完璧を求めず、自分もいい意味でいい加減な部分を作っておこうという努力はしてきましたね。

例えば掃除も、本当は隅から隅までしたいじゃないですか。でも、それだと時間がかかり体力も使うから、「今日は風呂だけきちんと掃除しよう」「今日はトイレを完璧にしよう」と少し自分に甘い部分を作るようにしてきました。自分の中でどこまでならできるか、できないかと常に線引きをしてきたことが、がんになった時も生きたかもしれません。例えば、乳がんで乳房を全切除する時に「もう取ってしまったら二度と元には戻らない。がんになったこと自体もなかったことにはならない。だったら割り切るしかない」と思えたのも、そういう考え方が影響していると思います。

安部 しなやかな考え方ですね。

恩田 そうですね。常に「今の自分、そんなに悪くないじゃないか」と思うようにしています。ちゃんと仕事ができているし、ご飯もおいしく食べられているし、幸せだなって思います。転移や再発に脅かされている気持ちもあるけれど、そこはあまり考えないようにしています。

早く見つけることが大切。勇気を出してセルフチェック!

安部 自分の経験を振り返って、改めてセルフチェックや検診について思うことはありますか?

恩田 セルフチェックや検診をしない人の中には、「知るのが怖い」という気持ちがある人もいると思います。もし自分が乳がんだったら……と思うと、怖いし知りたくないという気持ちはよくわかります。しかし、現実的に「こうすれば乳がんにならない」という方法がない以上は、一刻も早く見つけることがベストなので、勇気を出してセルフチェックや検診をしてほしいです。元SKE48のメンバーで、20代で乳がんとわかった矢方美紀さんは、テレビでたまたまセルフチェックの方法を紹介していて、何気なくやってみたらしこりが見つかったそうです。早く見つかればすぐに治療が始められるので、特に若い方は、ぜひセルフチェックを習慣化してほしいです。

40代以上の方は、勤務先の健康診断などで乳がん検診がない場合でも、誕生日月とか月を決めて、1年に1度、定期的に検診を受けてください。その場合も、医師に丸投げというのはよくありません。検査をしてもらう時に「ちょっとここが気になる」と伝えるとよく調べてくれることがあり、そこから発見される場合もあります。「異変があったら先生が気づいてくれるはず」ではなくて、以前の検診で気になることを言われた時や、セルフチェックで違和感を感じた場合は、自分から伝えるといいと思います。私の場合は、透明な液体が出て異変に気づきましたが、凹みができたり、赤みが出たり、人によって症状が違うので、乳房の「変化」に気づいたらすぐに病院に行くことが重要です。普通に過ごしていると自分の乳房をじっくりと見ることは少ないと思いますが、ぜひ機会を作ってチェックしてほしいですね。

人生のハードル

乳がんが人生のすべてではない いろいろなことが起こる、一つのハードル

恩田千佐子アナウンサーは、子育てをしながら現役アナウンサーの第一線で活躍を続けてきた稀有な存在。今、自身の乳がん経験を語るその背景には、「働き続けてきたこと」「子どもとどう向き合ってきたか」が大きく影響しています。今へとつながる経験を聞きました。

地域の皆さんと、喜びや悲しみを共にしてきた30年

安部　恩田さん、2020年の4月で入社30年ですね。

恩田　そうなんですよ。30年!!

安部　産休・育休で途中ブランクがあるとは言え、2人の子育てをしながら30年間、現役アナウンサーを続けてきたというのは、本当にすごいと思います。

恩田　ありがとうございます。長かったような、過ぎてみれば短かったような……。

安部　乳がんであることを番組で伝えた時に、中京テレビの放送エリアである愛知県・岐阜県・三重県の方は、「あの恩ちゃんが!」という受け止め方をされた方が多く、応援のメッセージが本当に多く届きましたね。

恩田　そうですね。自分のことを発信し続けているから視聴者の

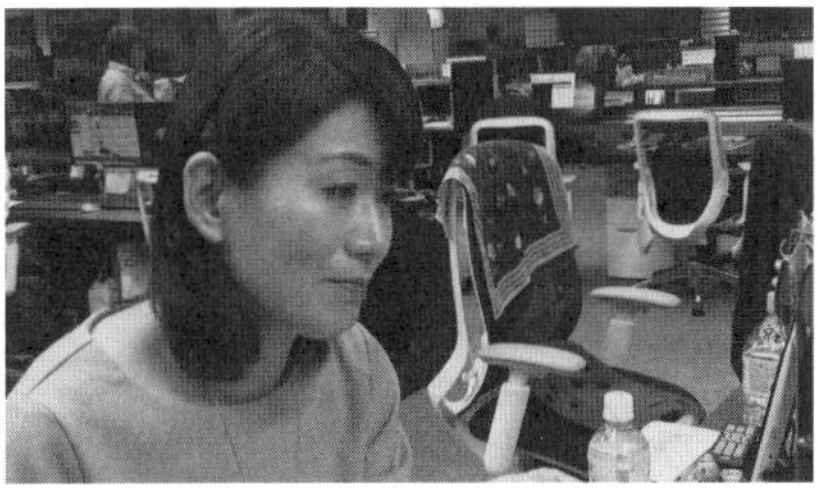

読みながら涙を浮かべる恩田アナ。乳がんを公表後、視聴者からたくさんの応援メッセージをもらい、治療中の励みになった

方々に受け入れていただけた部分もあると思います。応援の声は本当にありがたいですし、治療が続く中で大きな励みになっています。私の場合は入社当初から自分のことをさらけ出して、地域の皆さんと喜びや悲しみを共にしてきたつもりです。これからも、いろいろなことを共有していければと思っています。

いくつもの山を乗り越えて、今の母娘の関係がある

安部　ドキュメンタリー番組などを見ていると、娘の琴子さんの存在が、乳がん治療中の恩田さんの大きな支えになったのが伝わってきました。生まれた時を知る者の立場から見ると「こんなに大きく立派になって！」と涙が出ましたが、ここまで来るにはいろいろなことがありましたよね。

恩田　娘は反抗期が3回ほど(！)あって、夜中に1時間半ほど泣き叫ばれたことが何度もありました。その都度、逃げ出したいくらい大変でした。でも、子どものほうがもっとつらかったのだろうと思います。親は仕事で気晴らしができる部分もあるけれど、子どもは家庭の占める割合が多いので、親が自分の気持ちを理解してくれないと思うとストレスだったと思います。

私は夫を病気で亡くしていて、その時、娘は小学校3年生、息子は保育園児でした。そんな時期から母子家庭になってしまったので、家のことを決める時は、何だかんだ言って娘に相談していましたね。そういう意味で、娘は負担を感じていたと思いますし、小さい頃から世の中の厳しさや葛藤を感じて育ってきたと思います。しかし、いろいろなことを乗り越えたことで、娘が今のような頼もしい存在になりましたし、いい母娘の関係にもつながりました。

アナウンサーの仕事が楽しくて、仕事も、結婚も、出産も

安部　恩田さんが結婚・出産をした頃は、仕事を続ける女性が少なかった年代でしょうか？

恩田　そうですね。私は男女雇用機会均等法が施行されて4年くらいで中京テレビに入社しました。当時は、結婚したら退社する女性がまだまだ多い時代。1年足らずで結婚して辞める人もいる中、「私は仕事を頑張りたいけれど、結婚も出産も諦めたくない。じゃあ、両方頑張ろう」と思いました。もともと、学生時代も部活と勉強を両方頑張るタイプだったので、うまくできると思って

いました。実は、就職前は結婚したら家計は夫に支えてもらって、自分は好きなことをやろうと思っていたのですが、名古屋でアナウンサーの仕事を始めたら、楽しくて（笑）。

安部　20代で結婚されましたよね？

恩田　26歳で会社の同期である夫と結婚しました。子どもはできるならほしいと思っていました。夫はきちんとした教育論を持っていたので、子どもの意思を尊重したり、子どもが人生の岐路に立った時はちゃんと相談に乗ったりしてくれる人だと思って。

夫は独身の頃、バイク事故で死にそうになったことがあったようですし、高校時代はやんちゃだったと聞きました。その頃の仲間に、家庭に恵まれず環境のせいで社会になじめない人がいて、夫はその姿を近くで見てきた経験があったようです。その影響から、環境に翻弄される子どもたちを助けたいと思い、福祉の勉強をしていました。もし、夫が今も生きていたら、里親をやりたいと言い出していたかもしれません。その時は、私は仕事を辞めて協力していた可能性があります。

安部　確かに、人生は、何が起こって、どう進むかわからないですね。人生はいろいろな方向が考えられますよね。

恩田　結果論ではありますが、夫を亡くして、経済的にも仕事を辞めなくてよかったと心底思います。結婚や出産で会社を辞めてしまって、元の仕事に戻りたくても戻れなかった友達をたくさん見てきたので、人生のリスクヘッジのためにも仕事を続けることは大切だと思います。

子育てのスタンスは「できるだけ多くの大人に関わってもらう」

安部　出産して仕事に復帰してから、アナウンサーという仕事柄、定時では終われない仕事も多かったかと思います。

恩田　それを見越して、子どもが生まれる前から保育園を探しました。保育園でまかない切れない部分はベビーシッターにお願いするなど、とにかく早めに行動して、自分が子どもを見られない時の対策をいろいろと準備しました。

突発的なことに対しては、夫が名古屋出身なので義理の両親が協力してくれましたし、保育園のママ友や同じマンションの人、子どもを同じ学童保育に通わせているお母さんにも、いざという時は助けてもらいました。

例えば、中継の仕事が延びて予定より遅くなった時に、慌てて学童に電話して、「誰でもいいので、連れて帰ってもらってください」とお願いしたことがありました。そして、子どもの友達のお母さんに、連れて帰ってご飯を食べさせてもらい、さらに遅くまで預かってもらうこともよくありました。快く「いいよ」と言ってくれるママ友には本当に助けられましたね。最近は時短勤務や産休・育休制度がしっかりとした企業が増えてきたので、そういう悩みを持つ働くお母さんは少なくなったのかもしれませんが、私の子どもが小さかった頃は、周囲の協力を得るしか方法がありませんでした。

私自身の具合が悪くなってしまい、どうしても点滴を打たないと回復が見込めなかった時は、保育園が一緒のお母さんにお願いして子どもにご飯を食べさせてもらったことも。その上、「恩ちゃん、ご飯食べてないでしょう？　これ食べて」と、おかずまでもらって。そういう心強い友達に、本当に助けてもらいました。

安部　その話、涙が出ますね。

恩田　最初からそうだったわけじゃなくて、子ども同士が遊んでいる時に「ちょっと帰りが遅くなるので預かってもらっていいですか？」と親御さんに聞いてみて、大丈夫そうだったら徐々に時間を長くしたり、向こうから「仕事大変そうだね、このまま泊まってもいいよ」と言ってもらえたら素直に頼ったりして、感謝の気持ちを伝えました。このように、探りながら協力してくれる人を見つけました。

住んでいたマンションの敷地内にあるそろばん塾に娘が週1回通っていた頃、学校から直接友達の家に行って、そこのお母さんに一緒にそろばん塾に連れて行ってもらい、帰りは娘が一人で帰宅するということを約1年間続けました。これは娘にとっても、友達の家で遊べる楽しみな日でもありました。他にも、スイミングスクールも学童から直接行って、学童に戻るようにしていました。とにかくいろいろな方法を考えました。

子育ては、自分だけでやろうとすると限界があります。だから、私は子育てのポリシーとして「できるだけ多くの大人に関わってもらおう」と思っていました。さまざまな人に接することで子どもたちも学ぶことが多く、将来、人間関係を築いていくのにも役立つと思っています。

「仕事辞めないの？」と子どもから聞かれ……

安部　恩田さんが仕事を続けることについて、お子さんはどう感じていたのでしょうか？

恩田　娘が小さい頃、「ママに仕事を辞めてほしい。家にいてほしい」と言われたことがあります。私が「仕事を辞めたらご飯が食べられなくなるよ」と話したら、娘は「コンビニのバイトをすればいい」と言うのです。それで私は「コンビニのバイトだって、働く人が足りなければ夜も出ていかなくてはいけない時があるんだよ。どんな仕事でも自分の都合がいいように働けるところなんてないよ」と言いました。最終的に娘は「状況がよくならないなら諦めよう」と納得したみたいです。

息子にも、母親が家にいる友達のところへ遊びに行ってきた後に、「お母さん、仕事辞めないの？」と聞かれたことがあります。その時は「お母さんが仕事を辞めたら、24時間あなたのことを監視するよ。月曜日はピアノ、火曜日は塾、水曜日も……毎日習い事を何か入れてあなたの行動を常にサポートするようになるけれど、それでもいい？」と聞いたら、息子は自分の自由がなくなると思ったようで、「じゃあ、いいや」と引き下がりました。子どもは子どもなりに、自由は大切みたいです（笑）。

安部　恩田さん、さすがの切り返しですね……（笑）。

恩田　「仕事は絶対に辞めない」と言うと、自分より仕事が大事と誤解されてしまうかもしれないと思いました。なので「子どものためにはいざとなったら仕事を辞める」という姿勢を示しつつも、なかなか現実は希望どおりにいかないことをきちんと伝えて、「あなたの望むようにしてあげたい気持ちはあるから、自分で選びなさい」というスタンスでした。

下の子が生まれた年に、夫が単身赴任

安部　パートナーの単身赴任もありましたね。

恩田　夫が大阪に転勤したのは、下の子が生まれた年でした。転勤する前の夫は報道部にいて、朝が早くて夜は遅く、土日も仕事で出かけていましたので、実際のところ、ずっと私一人で

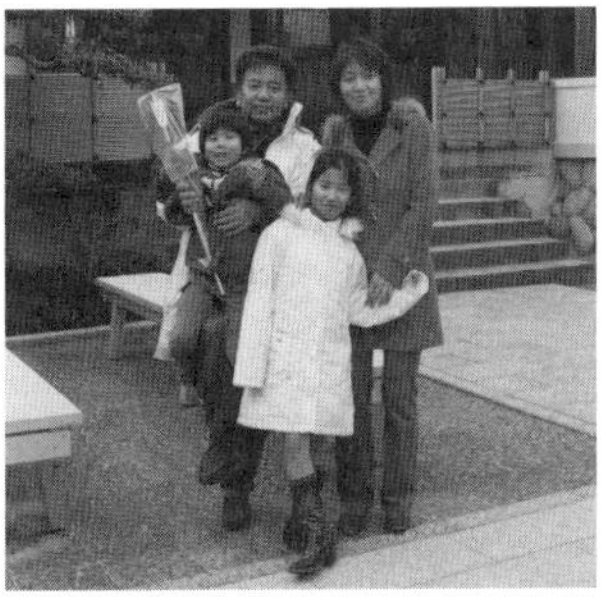

息子が生まれた年から夫は単身赴任に。子どもと父親の時間を作るため、家族団らんを大切に

子どもを育てていたようなものでした。転勤後は、営業部で土日は休みだったので、名古屋に帰ってきて子どもと一緒に遊べました。夫が子どもと会っている時間は、単身赴任の時のほうが長かったです。

安部　今は報道の現場でも働き方が変わりつつありますが、当時はそういう部員が多かったかもしれません。営業部の時は土日に帰ってきていたとは言え、平日にいないのはしんどいですね。

恩田　私にとって一番つらかったのは、子どものことで相談したい時に、夫と話す時間を取れず、なかなか話が進まなかったことですね。平日は全く会えないし、連絡を取ろうと思っても夜中になってしまうし。父親が夜帰ってこないと子どもたちの気持ちが不安定になるかもしれないと思って、子どもたちには「パパは夜遅く帰ってきて朝早く出かけているんだよ」と説明し、大阪に単身赴任していることは黙っていました。娘と平日に喧嘩したら、「わかった。じゃあ、パパが帰ってきたら、何て言うか聞いておくから」というふうに、夫を切り札的に使っていました。振り返ってみると、家事や仕事での肉体的な疲れより、私が相談したい時にできなかった精神的なつらさのほうが大きかったと思います。

安部　もしかしてお子さんたちは、平日に父親が帰ってきていないことに気づいていたのでは？

恩田　かもしれないですね（笑）。

もともと子どもたちは父親と接する時間が短かかったので、私は「このままではまずいな。何でもお母さん頼みになっちゃうから、子どもたちが父親と楽しく過ごす時間を作らなければ」と思っていました。そこで、家族団らんの時間を大切にするのはもちろんのこと、私はわざと土日に仕事を入れて、家にいない状況を作ることもありました。夫の数少ない料理のレパートリーである豚キムチやカレーライスを、夫が子どもと一緒に作って会話をしてほしい、「パパも2人のために頑張っているんだよ」と子どもたちにわかってほしいと思っていました。

夫との突然の別れ

安部　恩田さんのパートナーが突然倒れたと聞いて、私たちも本当に驚きました。

恩田　夫は週末、家に戻っていて、月曜日の朝、大阪へ帰る前に倒れました。「ママ、頭が痛い！」と夫に言われた瞬間に、私はすぐに「脳の血管が切れたのかも」と思いました。救急車を呼んで、子どもと一緒に救急車に乗って病院へ行きました。夫はすぐに手術を受けましたが、手術前、先生に「脳の出血部分が脳幹の近くなので、脳幹部の損傷が考えられます。これは即死でもおかしくない状態です」と言われました。でも、まだ40代で若いし、もしかしたら一命をとりとめられるかもしれないから手術をすることになりました。結局、10日間病院で過ごして、最後は心臓が止まってしまいました。

夫はもともと中性脂肪の値がすごく高くて、おそらく脳動脈瘤があったのだと思います。学童のお父さん仲間で、ダイエット入院をして健康を取り戻した方がいて、夫にも「行ってきなさい」と何度も言いましたが、本人は「仕事が忙しいから休めるはずがない」と言って行かなかったのです。「無理やりにでも行かせておけば」と、悔やんでも悔やみきれません。

子どもたちは、突然のことで毎日呆然としていたと思います。夫の入院中は、私の妹に子どもの世話をしてもらい、私は夫に付き添いました。結局、入院からお通夜、告別式とその後の整理期間を含めて2週間ほど仕事を休みました。

安部　今聞いてもつらいです……。

恩田　その時は、自分がうんぬんというより、子どもが不安にならないようにということを中心に考えていたので、自分の気持ちは後回しでした。

その頃、数年前に夫を亡くした女性医師とお話しする機会がありました。お子さんは３人。経済的なこともあって、それまで以上に仕事をたくさんしなければならない状況になり、家のことまで手があまり回らなくて、娘さんが拒食症になってしまったとのことでした。娘さんの気持ちが不安定で、「話を聞いてよ、お母さん！」と泣きながら訴えられたのに、先生は「だったら、あなたは家のことができるの？　ご飯は誰が作るの？　洗濯は誰がするの？」と冷たく突き放してしまったそうです。「あの時に、食事は出前でも、家の中は汚れていてもいいから、子どもときちんと話す時間を作ればよかった」とおっしゃっていました。そんな先生のお話を伺って、「そうか。自分はそうならないように気をつけよう」と思いました。だから、夫が亡くなった後も、子どもの様子を注意深く見たり、子どもの話をきちんと聞くことは心がけてきました。その分、家事は手抜きをしていましたけどね（笑）。

安部　そこでバランスを取るんですね（笑）。父親を若くして病気で亡くした経験がある中、母親の恩田さんが乳がんと聞いて、お子さんたちはさぞかし不安になったでしょうね。

恩田　当然不安はあったと思いますが、「初期の乳がんだから大丈夫だよ」と説明して、今すぐ死ぬわけではないというのは、もう大きくなっていたので理解できていたと思います。

安部　琴子さんは、恩田さんが乳がんを患ったことで、恩田さんが自分にとってどれだけ大切な人か改めてわかったと話していましたよね。

恩田　いなくなったら困ると思ったようです（笑）。

時には、書いて伝える

安部　お子さんとコミュニケーションを取る上で、恩田さんなりの工夫はありますか？

恩田　そうですね、夫が単身赴任をしている時期に娘ともめた時は、交換日記をしました。面と向かっては娘も感情的になってうまく言葉で伝えられないし、私ももめている最中はやっぱり娘に対して腹が立つし、「お母さんはあなたのことが大好きだよ」と言えなくて。そこで苦肉の策として交換日記をしました。

日記では「昨日すごく怒ってごめんね。ママは琴子のことが大好きだよ」と素直に書けたし、娘も「琴子はこういうつもりで言ったんだよ」と書いて、お互いに思いを文章でやり取りしました。交換日記でのやり取りは、その後の娘の成長に役立ったと思います。夫にも、「琴子はこういう気持ちらしいよ」と見せることができたので、家族の交流にもつながりました。

安部　なるほど。クールダウンしてから文字にするということですね。

恩田　「子どもとの喧嘩が終わらない」「なかなか意思の疎通が図れない」と子育て相談を受けた時は、交換日記を勧めています。子どもは母親に相談したい時になかなか時間が取れないと寂しい思いをするから、交換日記などを使って文章でやり取りをすれば気持ちが落ち着くと思います。

安部　今の時代は、メールでもいいかもしれないですね。

恩田　そうですね。交換日記でもメールでも、後から見返せるところがいいですね。

子どもたちには、卒業や部活の引退など節目の時に携帯電話に「お疲れ様、頑張ったね」とメッセージを送ります。せっかくこちらが心を込めて話しても、「はいはい、わかってるよ」と言われると、言ったほうは若干傷つきますよね（笑）。文章は相手の顔が見えない分、こちらも傷つかなくて済みます。

安部　直接伝えることと、書いて伝えることをうまく使い分けているのですね。

恩田　そうですね。気軽に「お疲れ様」と言う時ももちろんありますが、ちょっと心に留めてほしいと思う時は文章で送るようにしていました。

息子が中学3年の夏、通っていた英語塾の先生が、息子のハンドボール部の練習時間に合わせて、朝4時半から講義をしてくれたことが2回ありました。1回目は普通に行ったのですが、2回目の時に眠気に負けて、「お母さん、今日英語塾に行かなきゃだめかな？」と言うので、私は「あなたの都合にみんなが合わせて朝4時半から来てくれるのに、自分が行かないのはおかしい」と言って、息子を行かせました。その時は後で「無理やり塾に行かせたと思っているかもしれないけれど、甘えちゃいけないよ。身体が本当にしんどくて無理な時は休むべきだけれど、人に迷惑をかける場合や自分がどうしてもやるべき時は、多少の無理をしてでもやるべきだよ」と息子にメールを送りました。「僕が疲れているのに、お母さんが無理やり行かせた」と思われると困るので、きちんと文章で残しておこうと。そのほうが冷静に受け止められると思ったのです。

安部　一方で、乳がんを息子さんへ伝える時は、文章ではなく直接伝えていましたね。

恩田　そうですね。漠然と「乳がんになった」と言うよりは、先が見えたほうが受け止めやすいと思って、詳しく説明するために対面で伝えました。入院・手術の日程が決まってから、本や資料を見せながら病院で説明を受けた内容や入院方法、治療法、今後の方向性などもまとめて伝えました。不安な状態で長く過ごさせるのはかわいそうだなと思って息子には早く伝えませんでした。私が乳がんと聞いて、最初は「この先どうなるんだろう」とやはりショックだったようですが、「入院して治療すれば大丈夫だよ」と聞いて冷静に受け止められたようで、やはり手術が決まった後、ギリギリに伝えてよかったと思っています。

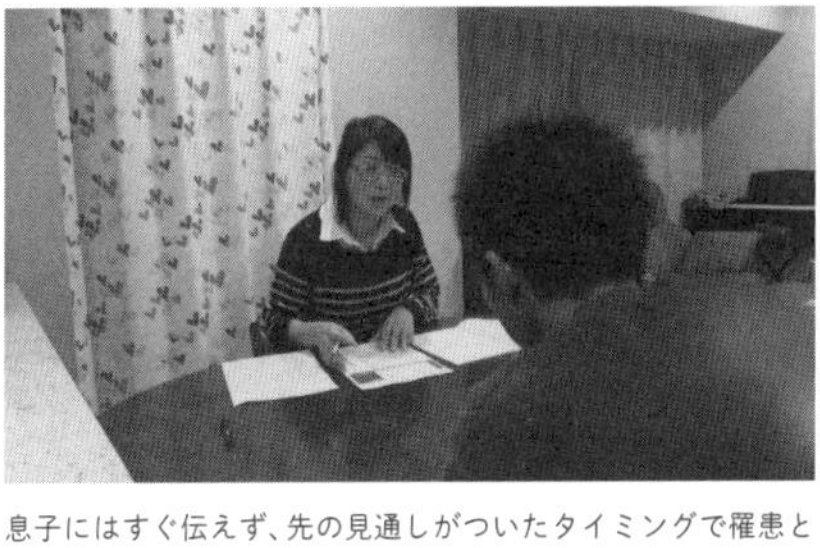

息子にはすぐ伝えず、先の見通しがついたタイミングで罹患と今後の方向性について説明

子どもの意見をきちんと聞く

安部　先ほど、子どもの様子をよく見るようにしているとのことでしたが、特に注意していることは何ですか？

恩田　子どもは「出ていきなさい」と叱ると、本当に出ていってしまうことがあります。だから、売り言葉に買い言葉にはならないように極力気をつけました。それから、子どもの性格によって対応を変えてきました。男女の違いもあるのかもしれませんが、娘の場合は、自己主張が強くて自分が納得しないと行動しない性格で、お互いに思っていることを言い合うほうがいいけれど、息子の場合は親がいろいろ言うとストレスになるようで、普段はあまりあれこれ言わずに、何か相談してきた時にきちんと聞くようにしています。

息子が小学生の時、「学童に行くとクラスの友達と遊べなくなるから、学童を辞めたい」と言ってきた時は、きちんと向き合って話を聞きました。とことん話し合って、「学童を休む時は事前に言う」ということを約束事にして、息子は卒業まで学童に通いました。最後の学童の会で、親への感謝の言葉を述べる時に、「お母さんが自分の意思を尊重してくれたことに感謝します」と言ってくれて、やはり子どもの話を聞くことは大切だと思いました。

安部　ここぞ、というサインを見逃さないということですね。

恩田　夕方の番組の担当になった時のことです。帰りがどうしても午後8時くらいになると娘に話したら、グズグズしだしました。「言いたいことがあるならはっきり言いなさい！」と喧嘩になり、娘が泣きながら「ママが帰ってくるまで弟と2人で不安だし、嫌だ」と不満を言ってくれました。「これはいいことだ」と思いましたね。やはり不満を溜め続けるのはよくないので。「これは仕事だから仕方がない。でも、あなたが本気で辞めてほしいと思っているなら、ママは仕事をいつでも辞めるよ。だから、少しだけやってみよう」と説得しました。そうやっていくうちに、子どもは子どもで自由を感じながら、リズムができて慣れていきましたね。

料理については、「美容のために夕飯を早く食べたい」という高校生になった娘のリクエストから、朝の時点でもう夕飯を作って冷蔵庫に入れておくという生活が10年以上続いています。普段は本当に手がかからないメニューにして、手の込んだ料理は休みの日にしています。

進学については、子どもに合う学校と、将来のことを考えた学校を2つ提示して、子どもに選ばせました。

2人とも、私に対していろいろ不満があったと思いますが、子どもたち自身が真剣に望んだことに対して親は反対しないという実績は作ってきたつもりです。

安部　なるほど。子どもの意見を尊重しつつ、現実的な落としどころを探っているんですね。さすがです。

恩田　夫が生きている間は、「パパに相談してみよう」と言えましたが、亡くなってしまったので、私が答えを導き出さなくてはいけなかったという状況もありました。私も経験が豊富なわけではないので、かなり勉強しました。育児書をたくさん読みましたし、先輩ママにいろいろ話を聞いて、学んだことをベースにその都度対応してきました。

反省するタイミングを逃さない

安部　思春期はどうでしたか？

恩田　もちろん、いろいろありました。娘は中学2年生の時に、眉毛を整えようとした際に左右バランスがうまく取れず、結局全部剃ってしまったり、夏休み中に髪の毛を染めたりしていました。でも、一方的に叱るのはやめようと思いました。

安部　言いたい気持ちを抑えて、ですか?

恩田　そうです。娘自身も「ああ、しまった」って思っている様子でしたし、反省している人に対して叱るのは効果的ではないので、「じゃあ、新学期までに黒く染めよう」と解決策を提案しました。

叱るのは、表面上で反省している様子を見せていても、実際にはきちんと反省していない時です。反省をしていない時は、納得するまで話し合うことを繰り返してきました。

例えば、娘が私の妹の物を壊してしまった時のことです。「これは100円ショップで買った物だから別にいいよね」と娘が言ったので、その時私は「たとえ100円ショップで買った物でも、同じ物はもう売っていないんだよ。物を壊したこと自体が悪いんだよ」と言い聞かせました。「もし、自分にとって大切な物を壊されたとして、『これは安いからいいよね』と言われたら、あなたはどういう気持ちがするの？」と。しばらくふてくされていましたが、最後は納得して妹に謝りました。このように、きちんと反省するタイミングを逃さないようにしてきました。もし、自分がしたことを悪いと思っていないなら、それはきちんと反省するまでとことん話そうと思って接してきましたね。

息子は姉のそういう場面を全部見ているので、こちらが言わなくてもわかっていることは多かったと思います。「こう言ったらダメなんだな」とか「こういう態度がよくないんだな」とか、そのあたりは理解しているようです。

安部　確かに、叱るタイミングも、叱り方も大切ですね。

恩田　また、子どもたちには小さい時から「ママは超能力者じゃないよ」とも言ってきました。「あなたが何を思っているのかわからないから、きちんと言葉で言ってほしい」と。不満を持っているのはわかっても、何を不満に思っているのかまではわからないこともあるし、他の人に対してもそういう態度を取ってしまわないよう、きちんと言葉で伝えるように、たびたび話してきました。

安部　子育てで一番大切にしてきたことは何ですか？

恩田　子どもたちを自立させることです。生まれた瞬間から、「自分の所有物ではない」と思って接してきました。子どもたちがそれぞれの人生を生きる、そのサポートをするのが親の役目だと思い、そのためには何が必要なのかを常に考えてきました。

子どもも親も、お互いに大変な思いをする時期があるかもしれませんが、やがて子どもの成長とともに消えていきます。「大変な時期はいずれ収まるから、頑張りましょう」と、子育て中のお母さんにエールを送りたいですね。

やがて、子どもに支えられる

安部　今は琴子さんと大人同士のよい関係とのことですが、特に変化を感じたのはどの時期ですか？

恩田　高校生になった時です。一皮剝けて大人になったと感じました。

実は、中学生までは「学校や先生の悪口を言ってはいけない」と言い聞かせていました。子どもが先生に対して不満を持っていても、そこで一緒になって先生を否定すると学校に対して不信感が募ってしまうからです。「たぶん、先生はこういう気持ちで言ったと思うよ」と、なるべく学校や先生の立場に立って意見を言うようにしていました。反対に、高校生になってからは共感するようにしました。それからは友達のようになりました。恋愛の話を聞いたり、私も会社の話をしたり、相談して助けてもらうことがけっこうあります。

安部　そんな時期を過ごしてきて、大学生、そして社会人になった琴子さんは、乳がんを経験した恩田さんを支えてくれているんですね。

恩田　そうですね。後から娘に聞いたら、自分が心細いという思いは隠して、「やっぱり一番つらいのはママでしょう」と言ってくれました。私の不安を減らすために聞き役に徹してくれました。私が「こうしようと思う」と言った時は、しっかり後押しもしてくれて。思うところはいろいろあったでしょうが、自分が何か言うことで私の負担になるかもしれないと考えて、黙っていてくれたようです。

安部　抗がん剤治療の時、琴子さんは内心「やらなくてもいいのでは」と思っていたと、後の取材で話していましたね。それを迷っている時期の恩田さんに言わなかったのは、恩田さんに対する思いやりだったのですね。

恩田　きっとそうだと思います。抗がん剤治療を受けた後に具合が悪くなってしまった時も、娘は普段どおりに接してくれました。あまり大げさに接すると、かえって私がつらい思いをするのでは、と気遣ってくれたのだと思います。

息子も普段どおりで、いつものように、朝ごはんやお弁当を作って学校へ送り出していました。本当にしんどい時もあったのですが、「母さん、やらなくていいよ」という言葉もなく、ただただ私がしていることを受け入れているという感じでした。私が「ちょっと今日はお弁当作れない」と言うと、「わかった。じゃあ、買っていくからいいよ」と、あくまでも普通に、私がやっていることやできないことを受け止めてくれていたという感じでした。

安部　息子さんなりの気遣いなのでしょうね。

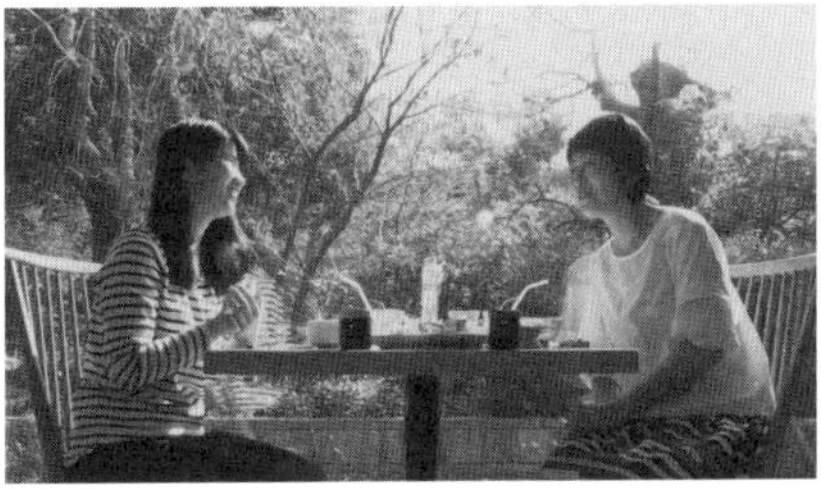

治療中、自分の意見は伝えずに、聞き役に徹して母親の気持ちを後押しした琴子さん

Column

闘病の取材記録の中で放送しなかった母と娘2人だけの記憶

板谷 学

「胸に腫瘍が見つかったので、手術することになったら取材してくれるかな」

2017年の秋、恩田さんから突然の依頼。私は、その言葉の意味をすぐには理解できませんでした。

1週間後、恩田さんに下された診断結果は悪性腫瘍、「乳がん」でした。命に関わる可能性のある病気であり取材すべきか悩みましたが、「私は初期だから大丈夫。取材を通して乳がんについて多くの人に知ってもらう機会になれば」という恩田さんの強い思いに押され、取材が始まりました。

恩田さんとは、私がアナウンサーとして入社した頃からの付き合い。当時は情報番組『P.S.愛してる!』などで後輩アナとして共演し、いつも厳しく指導される立場でした。あれから20年以上がたち、今度は役割がかわって、私は報道局のプロデューサーとして恩田さんの治療を見守ることになりました。

1年以上にわたる取材では、本書でも伝えているように、がんと告知される瞬間から、手術、抗がん剤治療で苦しむ姿まで、治療の全容を記録。自宅で息子へがんと告げる様子や、母を見守る娘の表情など家族の様子も撮影し、これ以上ないくらいプライベートなところまで映し出しました。それは、すべて恩田さんの「乳がんの正しい知識と定期検診や早期発見の重要性」を知ってもらいたいという思い、そして、患者や身近な人が直面する現実を、自らの体験を通して伝えるためでした。

20回以上にわたって放送した恩田さんの闘病記録ですが、実は放送していないシーンがあります。それは、娘・琴子さんの成人式の日の様子。当日、母娘の幸せな様子をカメラに収めようと自宅に行くと、そこにいたのは立つのもやっとの恩田さんでした。娘の成人式に行くために抗がん剤治療の日程を調整しましたが、その副作用は想像以上に激しいものでした。

治療中、ずっと一番近くで寄り添ってくれた娘の一生に一度の晴れ姿を見たいのに、それもままならない副作用のつらさ。結局、写真だけ撮影し、恩田さんの代わりに私が琴子さんを成人式の会場へ送ることに。娘を見送る恩田さんの寂しそうな表情を忘れることができません。

その後、何度かこのシーンを放送しようかと思いましたが、恩田さんと琴子さん母娘2人だけの記憶でいいのかなと思い、放送することはありませんでした。

恩田さんの闘病記録は、2019年6月にドキュメンタリーとして全国放送され、その放送を終えたタイミングで、私は報道局から制作部に異動。それがプロデューサーとして最後の番組になりました。

『P.S.愛してる!』での共演以来、私がアナウンス部から制作部に異動になってからも、恩田さんが新番組を始める時にはいつも担当だったこと。そして、治療の様子を取材する2年間だけ、私が報道局に戻っていたこと。さらに、琴子さんの成人式の日のこと。全部含めて、これを「縁」と言うのでしょうね。

今、テレビに映る元気な恩田さんの姿を見るたびに思います。

「また何かありましたら、いつでも呼んでください。尊敬する大先輩のためならすぐ駆けつけますから」

これからも、恩田さんと一緒に「ススメ」プロジェクトを続けることで、乳がんを患った人を勇気づけるとともに、乳がんから一人でも多くの人を救う手助けをしていけたらと思います。

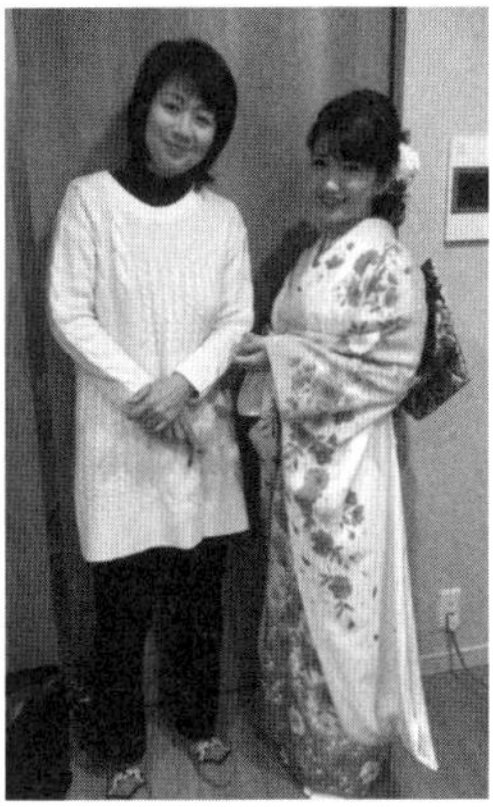

切実な願い。健康管理を第一に！

安部　恩田さんが乳がんと向き合う上で、パートナーを亡くされている影響はありますか？

恩田　大きく影響しています。とにかくすべての人に命を大切にしてほしいと思っています。夫が亡くなったことに関して誰を一番恨んでいるかと言うと、夫です。健康管理について口うるさく忠告したのに、守ってくれませんでした。

人は、大切な人の死に直面すると、心が12段階に変化すると言われます。最初はショック。次に自分を責め、亡くなったその相手を責めるそうです。それから、会社やさまざまなことに怒りや恨みを感じ、こうした感情が一通り過ぎ去ると、諦めがつくそうです。自分がそうなった時に、「なるほど」と納得しました。

いろいろな感情があって、本人も責めるし、会社も責めるし、例えば、人間ドックの先生が夫に対して「コレステロール値が高いですね。これじゃ死んでしまうから、すぐに入院してください。明日からお酒もたばこもだめ、お肉もだめ」と、なぜ強く言ってくれなかったのだろうと思いました。だから、夫の葬儀の際に、「皆さん、しっかり健康管理をしてください。どこか悪いところがあったら、迷わずに身体のことを一番に考えて行動してください」と話しました。それ以降、中京テレビでは会社が費用を負担して、社員が脳ドックを受けられるようになりました。脳ドックで脳動脈瘤が見つかり、手術を受けて命が助かった方もいます。

安部　検査をするだけじゃなく、その先の行動につなげることが大事ですね。

恩田　夫は、友人に恵まれた、大学にも受かった、就職活動で地元名古屋にある会社で唯一挑戦した中京テレビに受かったというのが自慢で、「俺は運が強い」と言っていました。でも、そういう人こそ要注意。夫の場合は、その強い運が最後にポッキリ折れてしまいました。運が強いと言っても続くとは限らないし、もっとはっきりしたもの、「健康」を第一に考えてほしかったです。

安部　自分だけは大丈夫と、なぜか思ってしまいがちです。

恩田　多くのがん患者が「あのまま気づかないで暮らしていたら、がんが消えていたということはないかな」と思うそうです。私もそうでした。医師によると「がん化したものは自然には治らない」そうですが、悪さをしないタイプのがんもあるかもしれません。ただ自分を侵しているがんが悪さをしないタイプかどうかはわかりません。寿命もわかりません。なので、健康を第一に考えて、定期的に検診を受けるとともに、不安を感じたら早めに受診をすることが大切だと思います。

子どもたちに伝えたいことをノートに書き留める

安部　入社してから30年の間に、本当にいろいろなことがありましたね。

恩田　そうですね。人生にはいろいろなハードルがあって、今は「乳がん」というハードルを越えようともがいている時なのかもしれません。

私は視力が悪い上に、緑内障予備軍です。母と祖母がリウマチなのでリウマチになる可能性もあり、警戒しています。股関節も先天的につくりが悪く、将来的に人工関節に変えなきゃいけないかもしれないなど、以前から身体に不安がありました。気づいたら早く改善すべく努力をしてきましたが、やはり「がん」は今までの病気とは全然種類が違いました。

1度がんになったら、再発と転移をずっと心配していないといけません。常に恐怖がこびりつく病気だと、経験して実感しました。「今はがんは治る病気です」と聞くので、昔と違って、そんなに深刻な病気ではないという気持ちもありましたが、実際になってみると、やっぱり深刻な病気だと感じています。

　私は80歳、90歳、できれば100歳まで生きたいと思っていて、何だかんだ言っても長生きできると思っていましたが、そうならない可能性があるとリアルに感じるきっかけにもなりました。

安部　そう感じたことで、何か行動に移したことはありますか？

恩田　「いつ自分の命が終わってしまうかわからない」と感じた時に、子どもたちに向けてこれだけは伝えておきたいことを、ノートに書き留めようと思いました。

　夫がくも膜下出血で突然亡くなった後、通帳をはじめ、本人名義のカードなどを整理しようと思いましたが、どこに何があるかわからず困りました。細かい話ですが、レンタルビデオ店に電話して「借りている物はないですか？」と聞きました。そういう作業が本当に大変だったので、私の情報はきちんとノートにまとめておこうと思ったのです。

安部　パートナーを亡くした時の経験が大きく影響しているのですね。

恩田　自分がとても大変だったので、子どもには少しでも楽な状況にしてあげたいと思っています。保険や銀行口座、お墓の場所など大切なことを伝えておこうとも思いました。一つの区切りをつけて、先の見通しを立てるよい機会になったと思います。

安部　一つの区切りですか。その心境に至るまでには、葛藤もありましたか？

恩田　ありました！　日本人は特に「縁起のよい、悪い」を重視します。例えば、エンディングノートを書いたり、相続に向けて早めに準備したりしようと思っても、そうすると縁起が悪いように感じてしまうことはありませんか？　自分のお墓を買っておくとか、自分で葬式代を貯めるとか。「縁起でもないからやめてよ」と子どもは言いますが、そういうことをやれる勇気が持てたと同時に、今後のことを先延ばしにしないで見通しを立てられたと思います。

安部　向き合うには勇気がいりますが、恩田さんはきちんと向き合ったのですね。

恩田　そうですね。子どもがいることが大きく影響しています。子どもにはなるべく迷惑や負担をかけないようにしたいです。だから、家のことだけではなく、がんの話もきちんとしました。「お母さんの病気はこういう病気で、こういう治療が必要で、そんなに深刻じゃない」と、まずは一つの安心要素として話しました。ただし、今後再発や転移の可能性もゼロではないことも伝えました。その都度、治療が必要だということを認識しておいてほしかったのです。

自分にできることを発信し続けたい

安部　今後のことはどう考えていますか？

恩田　近い将来では、姉妹3人で旅行に行きたいです。娘とはこの前一緒にヨーロッパに行くことができました。その先の希望としては、孫の面倒を見てあげたいという気持ちはあります。

安部　仕事の面ではどうですか？

恩田　仕事はできる限り頑張って、定年を迎えても、乳がん啓発活動や子育てアドバイザーなど、自分にできることを何かしら発信していきたいです。

安部　恩田さんが元気に出続けていることで、励まされる人は多いと思います。

恩田　そうだといいですね。

乳がんについては、あらゆることを発信していきたいです。がん治療の最中は、愚痴を聞いてくれる仲間や友人が必要です。あと、ネイルやウィッグ、顔色が明るく見える化粧などを気軽に相談できる場所があると本当に心強いし、治療を頑張ろうという気持ちになれます。病気は医師が治してくれますが、その先の希望をどう持つかが大切で、それは自分次第です。治療は長いので、自分の人生観や生活とうまく折り合いをつけていかなくてはなりません。

安部　恩田さんは、多くの人とコミュニケーションを取ったんですね。

恩田　私は、治療で脱毛や味覚障害が起こった時、姉妹や娘、ママ友、会社の仲間に相談して乗り越えてきました。また、乳がんを公表したことで、「子どもが同じ保育園だったお母さんから、「実は乳がんだった」と打ち明けられるなど、同じ状況の人から声をかけられることが本当に多くなりました。そこからアドバイスし合う、まさに乳がん仲間連鎖が起こりました。

安部　それだけ身近な病気なんですね。

恩田　そうですね。治療や再建方法をどう選択したかなど、人によっても病院によっても考え方

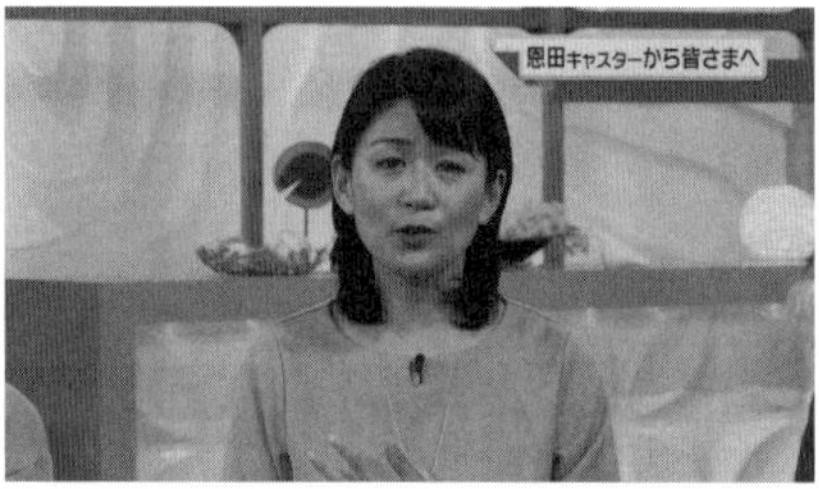

出演番組で乳がんを公表。周囲の乳がん経験者から声をかけられることが増え、心の支えに

が違うので、情報交換をして励まし合いました。テレビではあまり具体的に言えないことでも、直接会って話す時は「こういう注射を打ったよ」「栄養補助のためにこういうことをしたよ」など、具体的に話すことを心がけました。ただ、私のように病気のことを人と共有することによって楽になる人もいますが、病気のことに触れないでほしい人もいるので、そこは自分に合った方法を探ればいいと思います。

安部　身体のために実践していることはありますか？

恩田　今はなるべく歩くようにしています。お酒は、1週間のうちの半分は飲まないようにしています。家ではノンアルコールビールを愛飲していますね。食事の内容と量は以前と同じです。

安部　無理をしない範囲で気をつけているんですね。

恩田　そうですね。「絶対にこうしよう」とは思わず、できる範囲でやっています。

楽しい目標を持って治療に臨んでほしい

安部　乳がんと診断され、治療に不安を感じている方にアドバイスはありますか？

恩田　もしがんが見つかったら、すぐに治療を始めてほしいです。ただ、先が見えないと不安なので、例えば「職場復帰するんだ」とか「治療が終わったら海外旅行に行こう」など、なるべく楽しい目標を持って治療に臨んでほしいと思います。そうすれば治療も前向きに取り組めます。

私は家の中にいるのが苦手なので、抗がん剤治療中はリハビリの病院や買い物にも行くなどして、ほぼ毎日外に出るようにしていました。外に出る以上は化粧をするので、紫外線も防ぎ、シミも濃くならずに済みました。反対に、すっぴんの状態で寝込んでいると、家の中に入ってくる紫外線を浴びてしまい、かえってシミが濃くなった人がいるという話も聞きました。また、友達に来てもらったり、週に1回は誰かに会ったりするようにもしていましたね。

とにかく治療中は塞ぎ込まずに、先のことを考えて何かしたほうがいいと思います。そうすれば免疫力も上がるような気がします。抗がん剤治療は吐き気などで食欲が落ちることもあるので、「ちょっと治まったらおいしいケーキを食べに行こう」という小さな目標でもいいと思います。「喉元過ぎれば熱さを忘れる」と言うように、つらかった抗がん剤治療も、今はもう過ぎたこととして捉えている自分がいます。その時はつらくても、乗り越えれば気持ちが楽になります。治療している方には「1年後には今の気持ちとは全然違うよ。だから頑張ろうね」と伝えたいです。

安部　ホルモン療法は続いていますが、抗がん剤治療が終わって2年以上がたちました。現在の心境はどうですか？

恩田　治療が始まった時は「手術があって、その後3か月間抗がん剤治療がある。そんなに長く治療しなければいけないのか」と、果てしなく続くように思いましたが、終わってしまえばあっという間。自分を褒めてあげたくなります。今の私の目標は、10年続くホルモン療法が終わった後に「10年って意外に早かったなあ」と思えることです。仲間と励まし合って頑張りたいです。

安部　恩田さんの体験を聞いて、その時々のハードルに対してしなやかに対応しながらここまでたどり着いたのだと感じました。

恩田　何でもその時にならないとわからないので、「絶対にこうだ」と思わないようにして過ごしてきました。これからも自分にできることを精いっぱいやっていきたいです。

Column

母が下した決断を全力で応援
乳がん治療をする家族への関わり方

恩田アナウンサーの長女　**琴子**

乳がん発症は、すべての女性に可能性がある。しかし、「自分は大丈夫、身内は大丈夫」——何となくそう思っていた。

2017年10月4日、朝起きて携帯を見ると、「乳がんになったので、手術をすることになりました」と母からLINEにメッセージが入っていた。いきなりで、淡々とした文章だったこともあり、最初は全く実感が湧かなかったが、段々と意味を理解するにつれ心拍数が上がった。

「どうすればいいんだろう、自分には何ができるんだろう、もしかしたら死んじゃうんじゃないか」と不安な気持ちでいっぱいだった。

手術前日。東京から名古屋に戻り病院へ向かった。そこには、入院用パジャマを着ているものの、いつもどおり元気な母がいた。会っていなかった時の他愛もない話や写真撮影などで盛り上がり、いつもと変わらない時間が過ぎた。

手術当日。母が「これがしこりだよ、琴子も気をつけてね」と触らせて教えてくれた。私の将来を思ってくれる母の気持ちがうれしい反面、身内にがんの人がいると自分もなりやすいという話もよく聞くので、少し不安な気持ちにもなった。

手術前。看護師さんが私と母の手を取って握手をさせてくれた。

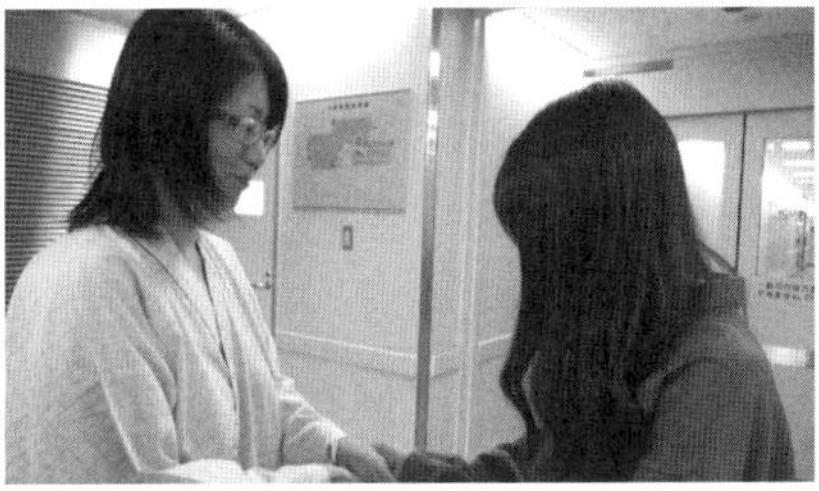

その手がしわしわで温かくて安心すると同時に、「手術」「がん」というインパクトの強い言葉にやっと実感が湧き、「このまま戻って来なかったらどうしよう」などと嫌な未来がよぎった。

待て、母が一番不安なはず、ここで私が泣いたらもっと不安になる、余計なことを考えさせてしまう、泣くな。下を向く、必死で堪える——しかし、最後の母の「大丈夫」の一言で、堪えていた涙がこぼれてしまった。一番不安であろう母に励ましてもらっている自分の弱さに腹が立った。

手術中。先生に呼ばれて待合室に向かった。事前の説明ではリンパ節への転移はないだろうと言われていたが、手術の結果、転移が見つかり、さらなる手術が必要だと説明を受けた。堪えようとしても、どうしても不安で涙が出る。しかし、ここで私が泣いてもどうにもならない。

先生に「お願いします」、母に「頑張れ」の気持ちを必死に送り、冷静さを保とうとした。

手術後。戻ってきた母は麻酔の影響か声がガラガラで、ぐったりしていた。その姿を見てショックよりも、生きて戻ってきてくれたという安心感で、また涙が出た。

しかし、これで終わりではなかった。ホルモン療法のみか、抗がん剤治療もするか、その後の治療方針を決めなければならない。抗がん剤治療をすれば、再発率が3％減るが、吐き気、倦怠感、脱毛などの副作用があると聞いた。母は「やろうと思う」と言った。「たった3％のためにやらなくてもいいのではないか、代償が大きすぎる」と反対意見を言いそうになった。

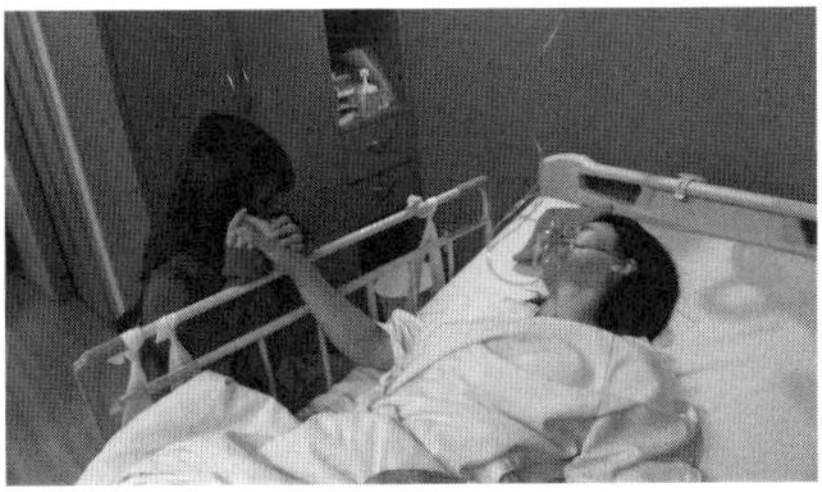

しかし、手術後、番組に復帰して1回目の放送で言っていた「家族や周りの人は本人の決めたことを肯定してほしい」という母の言葉を思い出し、何も言わず、母が下した決断を全力で応援しようと決めた。

治療中。「大丈夫?」「心配だよ」「頑張って」などの言葉はかけないようにし、なるべくいつもと変わらないように接した。その言葉をかけても状況は変わらないし、もう頑張っているし、返事をするのもストレスかなと思ったからだ。その代わり、実家に戻った時には家事を手伝った。

病気を通して、母のありがたみ、なくてはならない存在だということを改めて感じた。もし、少しの違和感から一応調べておこうと検査に行っていなかったら、もっと進行した状態になっていた可能性もあったと考えるとゾッとする。

乳がんと闘う母の姿を見て、自分も気をつけると同時に、周りの大切な人にも、早期発見できるよう検査に行ってほしいと思った。

第2章

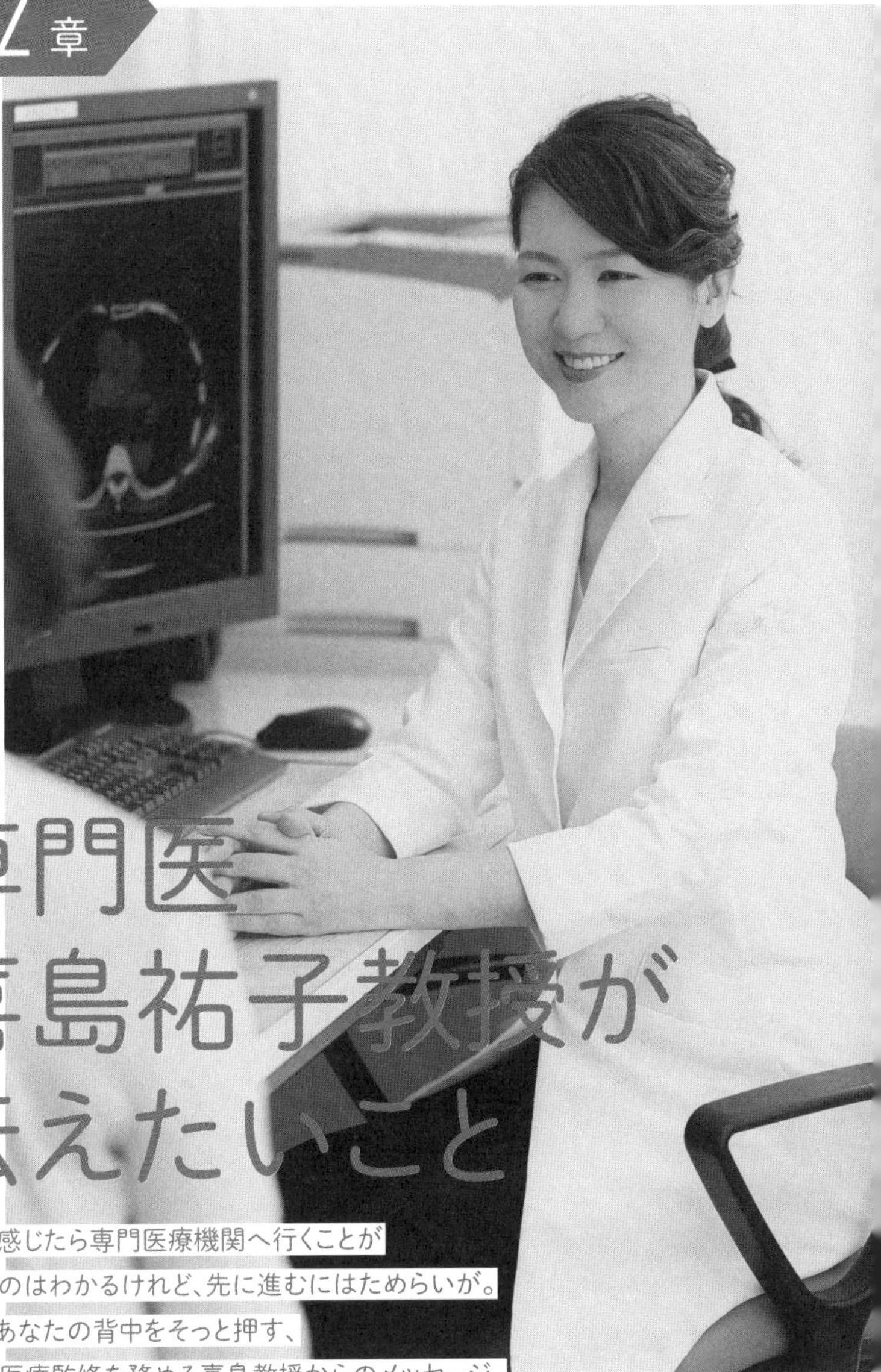

専門医 喜島祐子教授が伝えたいこと

異変を感じたら専門医療機関へ行くことが
大切なのはわかるけれど、先に進むにはためらいが。
そんなあなたの背中をそっと押す、
本書の医療監修を務める喜島教授からのメッセージ。

専門医の立場から一般の皆さんにお伝えしたいのは、「異変を感じたらすぐに専門医療機関を受診してほしい」ということです。

本書の中でも繰り返し伝えている「異変を感じたら病院へ行く」のは、当たり前のことのように聞こえます。しかし、思いのほかハードルが高いことなのかもしれないとも感じています。

そこで、本章では、早期発見し、乳がんと向き合う上で大切なポイントをまとめてみました。

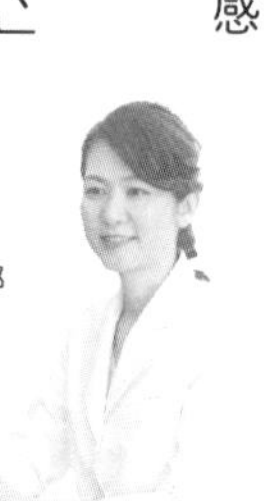

藤田医科大学 医学部
乳腺外科学講座
教授
喜島祐子
KIJIMA YUKO
専門分野は乳腺外科学（診断・外科治療）で、「整容性を考慮した乳がんの手術・研究」の第一人者。中京テレビ「ススメ」プロジェクト全般の医療監修を担当。

異変にいち早く気づけるかどうか

40歳以上の方は、できれば1年に1度の検診に加えて、月に1度のセルフチェックを実行していただきたいです。

実際に私の外来を受診される患者さんの7～8割は、乳房にできたしこりなどの異変にご自分で気づいて来院されます。乳がんは痛みがないことが多いので、ある程度大きくなっていても気づかないことがあります。変化に気づけるようにセルフチェックを習慣にしましょう。

異変の一つに、「乳房の右と左の大きな差」があります。もともと、あるいは、妊娠や授乳を契機に乳房の形や大きさに左右差が生じている方もいらっしゃいます。以前からある左右差なのか、最近になって現れた左右差なのか、その変化は本人にしかわかりません。自分が〝自分の主治医〟になったつもりで、観察や触診をし、変化がないかをチェックしてください。

そして、異変を見つけたら次の乳がん検診を待たず、速やかにお近くの「乳腺外科」で診てもらいましょう。近くに乳腺外科がない場合は、かかりつけのホームドクターに相談してください。専門医でなくても症状を聞き、乳腺外科や大きい病院へ紹介状を書くなどしてくれるはずです。

情報に振り回されないで！

乳がんに関する情報は、「日本乳癌学会」や「国立がん研究センター」など、専門家たちが責任を持って作っているホームページをご覧ください。

乳がんの疑いがあったり、乳がんと診断された場合、「乳がん　治療」「乳がん　検査」など、インターネットで何らかの検索をする方が多いと思います。そのように検索すると、専門家が作っているホームページだけでなく、民間療法や個人の体験談などを掲載したページも挙がってきます。不安を抱えていると、その中から自分が安心できる情報を求めて誤ったものを信じてしまうこともあります。

乳がんと診断された後、民間療法のみを選択した結果がんが進行してしまい、悪化してから病院を訪れる患者さんもいらっしゃいます。民間療法を完全に否定するわけではありませんが、あくまでも専門医による治療の「補完」と捉えて主治医に相談してください。誤った情報で発見や治療を遅らせてしまうのは、本当にもったいないです。

乳がんが見つかったら、冷静に受け止めて速やかに治療へ

乳がんは、乳腺がある以上、誰でも罹患する可能性があり、珍しいことではありません。

検診やセルフチェックで乳がんが見つかったら「あ、私にもその時が来た」と冷静に受け止めて、速やかに治療へと進んでください。

そして、恩田さんの体験談にもあるように、治療にはさまざまな「選択」があります。私たち専門医は、それぞれのメリットとデメリットを詳しく説明しますが、患者さんの考え方やライフスタイルによって何を選択するかは人それぞれです。疑問に思うことは遠慮なく聞いてください。医師と納得がいくまで話し合いをし、ご本人の意思で選んでいただくことが大切です。

また、乳がんそのものの治療に加えて、生活面でのサポートの重要性も感じています。そのようなサポートを受けられる場として、がん相談支援センターなどの相談窓口、患者さん同士の横のつながりを得たり、生活の不便さを減らす工夫を共有したりする患者会などが挙げられます。今はそういったさまざまなサポートがあることを知って、活用していただきたいです。

✓「罹患＝人生の終わり」ではありません。早期発見・早期治療する権利を捨てないで！

乳がんの治療は10年単位で驚くほど進歩しています。私は、乳房の整容性（乳房の大きさや形、乳頭・乳輪位置の左右対称性に優れていること）を考慮した乳がん治療を研究しており、これは患者さんの選択肢を増やすための取り組みです。このように、生存率の向上だけではなく、一人ひとりの生活や価値観に合わせた選択ができる状況が生まれつつあります。

とは言え、新たな選択肢が生まれても、その恩恵を受けるためには早期発見が第一条件。乳がんは自分で見つけられ、「罹患＝人生の終わり」ではないことを十分に理解し、早期発見・早期治療する権利を捨てないでほしいと、声を大にしてお伝えしたいです。

第3章

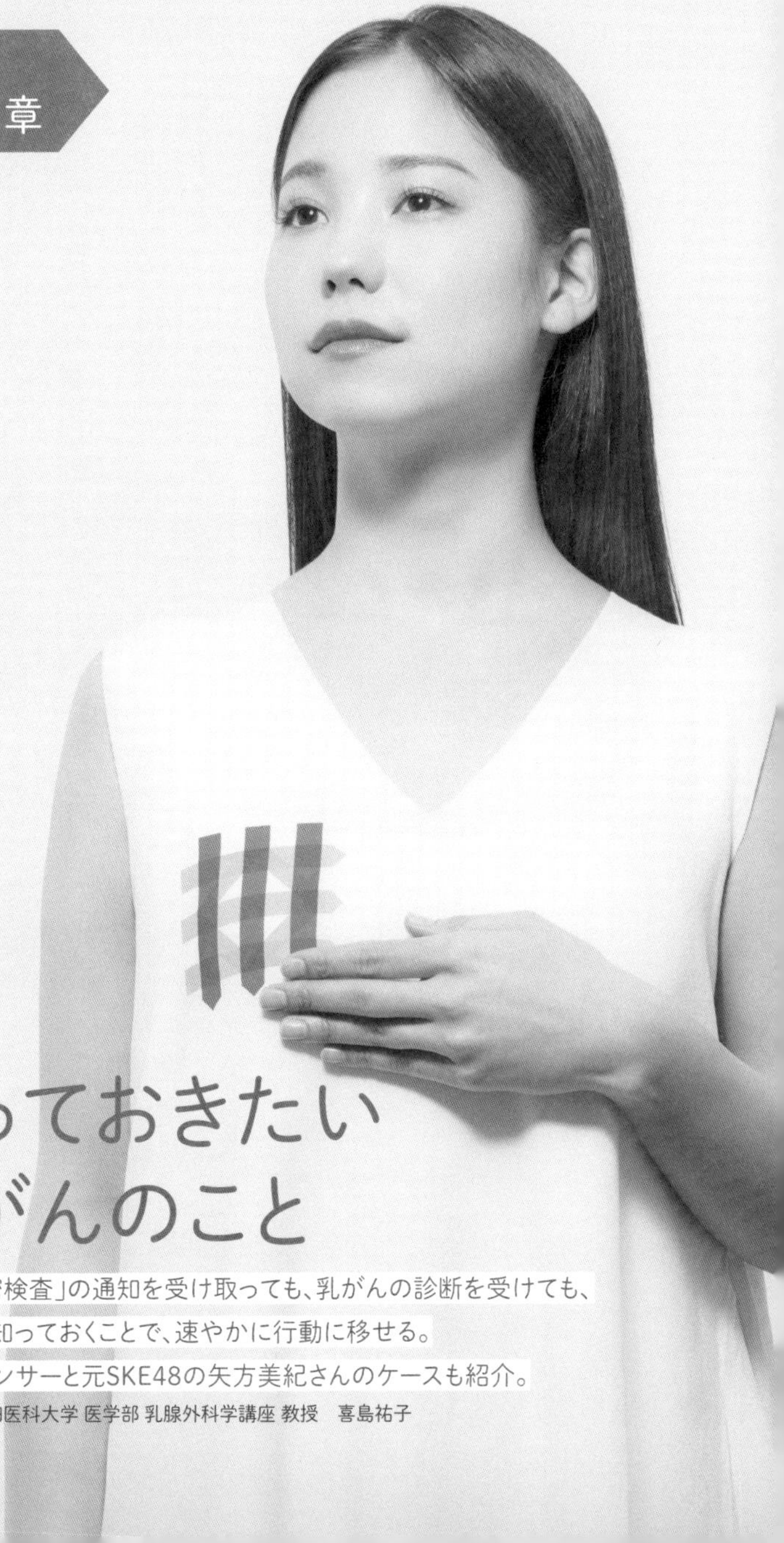

知っておきたい乳がんのこと

もし「要精密検査」の通知を受け取っても、乳がんの診断を受けても、
あらかじめ知っておくことで、速やかに行動に移せる。
恩田アナウンサーと元SKE48の矢方美紀さんのケースも紹介。

医療監修／藤田医科大学 医学部 乳腺外科学講座 教授　喜島祐子

✓乳がんとは？

乳房は断面図にすると、皮膚の下に皮下脂肪、その下に乳腺組織があります。乳がんとは、乳腺組織にできる腫瘍の中でも悪性の腫瘍のことを言います。

乳腺は、乳管と小葉という器官からなります。小葉は母乳を分泌し、乳管は母乳の出口である乳頭と小葉をつなぐ役割を果たします。これら小葉や乳管にある上皮細胞が正常な分裂を行わず、異常に分裂し続けてできるのが乳がんです。

乳がんの約90％は乳管にできる乳管がんですが、数％の割合で小葉がんも見られます。また、乳腺は乳頭を中心として放射状に広がっているので、乳がんができる場所も鎖骨の上から胸骨の下までとかなり広範囲にわたります。加齢とともに乳房は下垂しますが、脂肪やその他の組織が下垂するだけで乳腺の位置はほとんど変わらないので、乳腺のある場所ならいつどこにがんができてもおかしくありません。ただし、約半分は乳房の外側上部に発生します。

乳がんが発生する部位

乳がんは、乳管と小葉にできる

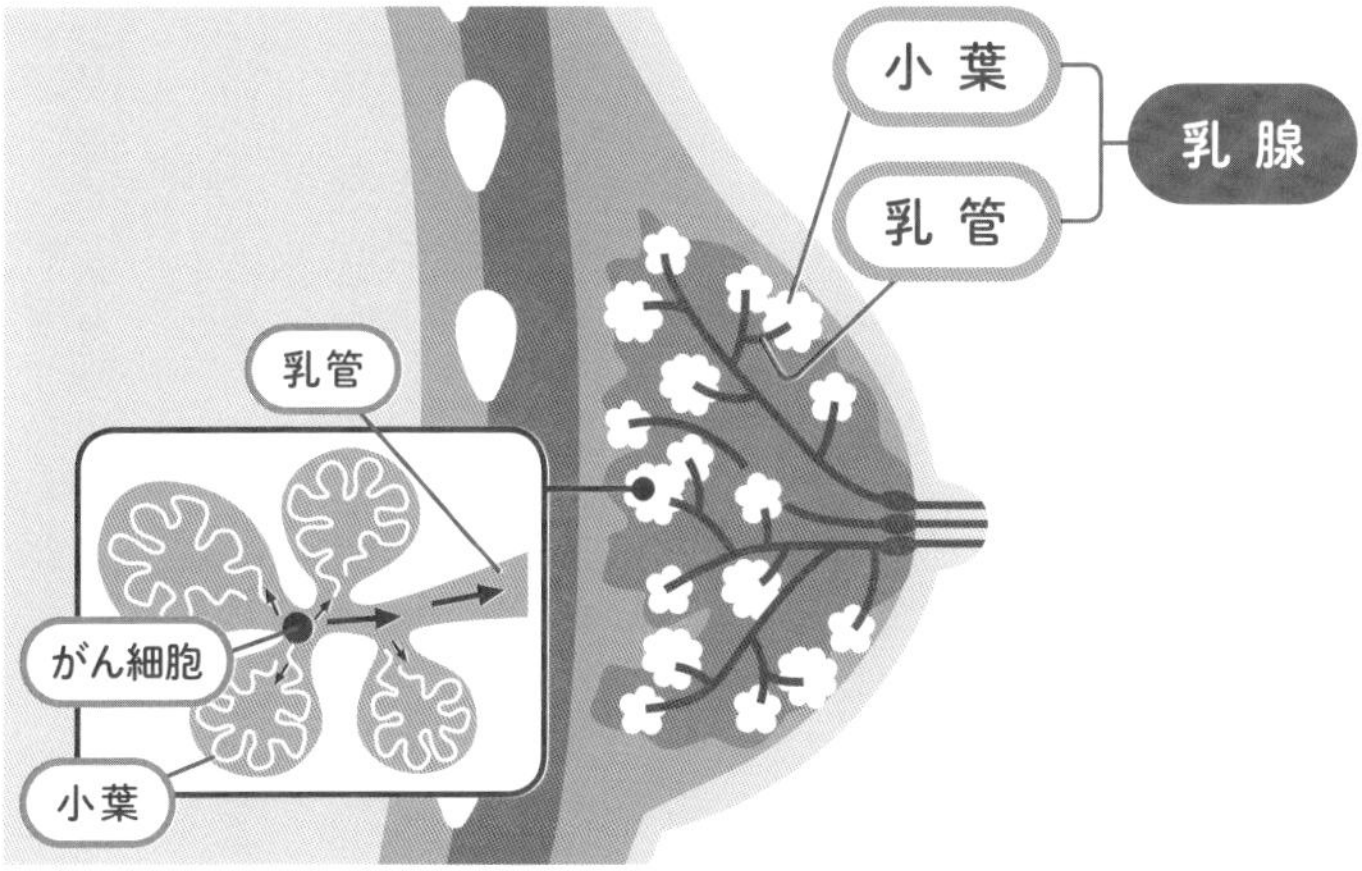

乳腺の範囲

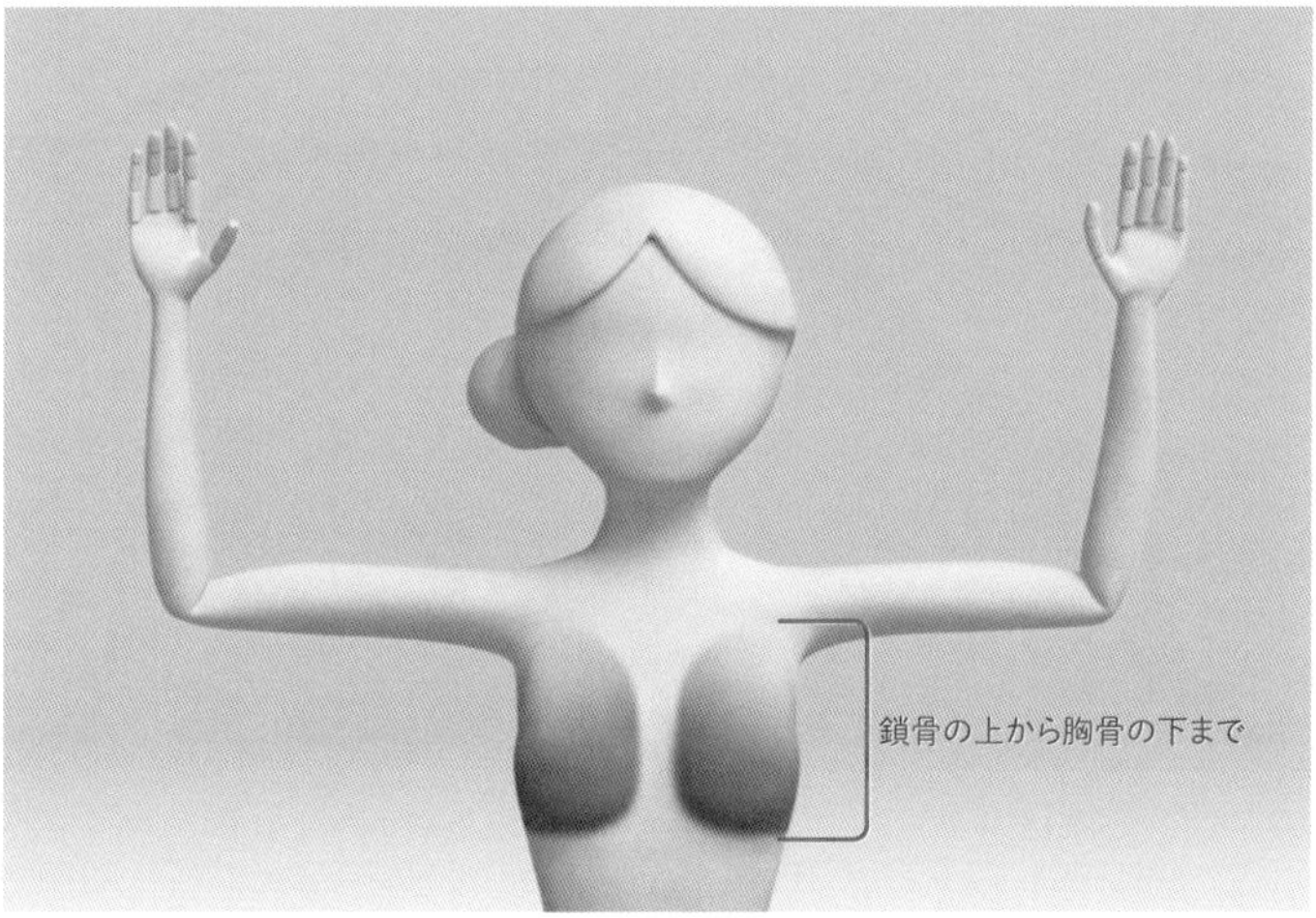

増えている乳がん

日本では食生活の欧米化や高齢化などの影響で、がん患者数は増加の一途をたどっています。乳がんも右肩上がりで増え続け、2015年には9万6381人が罹患。30年間で約5倍にも増え、今や女性が罹患するがんの第1位、女性の10人に1人は生涯のうちに乳がんに罹患すると言われています。特に閉経を迎える少し前と、閉経後に罹患しやすいのが日本人の特徴です。

しかし、罹患率は1位でも、死亡率は第5位。乳がんは、早期に発見し治療すれば治る人も多いがんです。早期発見のためには、やはり日頃のセルフチェックや定期的ながん検診が重要です。そして、1か月に1度、自分で触ることにより「変化」に注意し、異変を感じたら、すぐに乳腺外科で診察を受けましょう。初期の段階で発見できれば、治癒の可能性が高くなります。また、乳がんは効果的な薬物療法もあり、新しい治療法や薬の開発・実用化が着実に進んでいます。ある程度進行したがんでも、治療法がたくさんあるのが乳がん治療の特徴です。

乳がん女性罹患数の推移

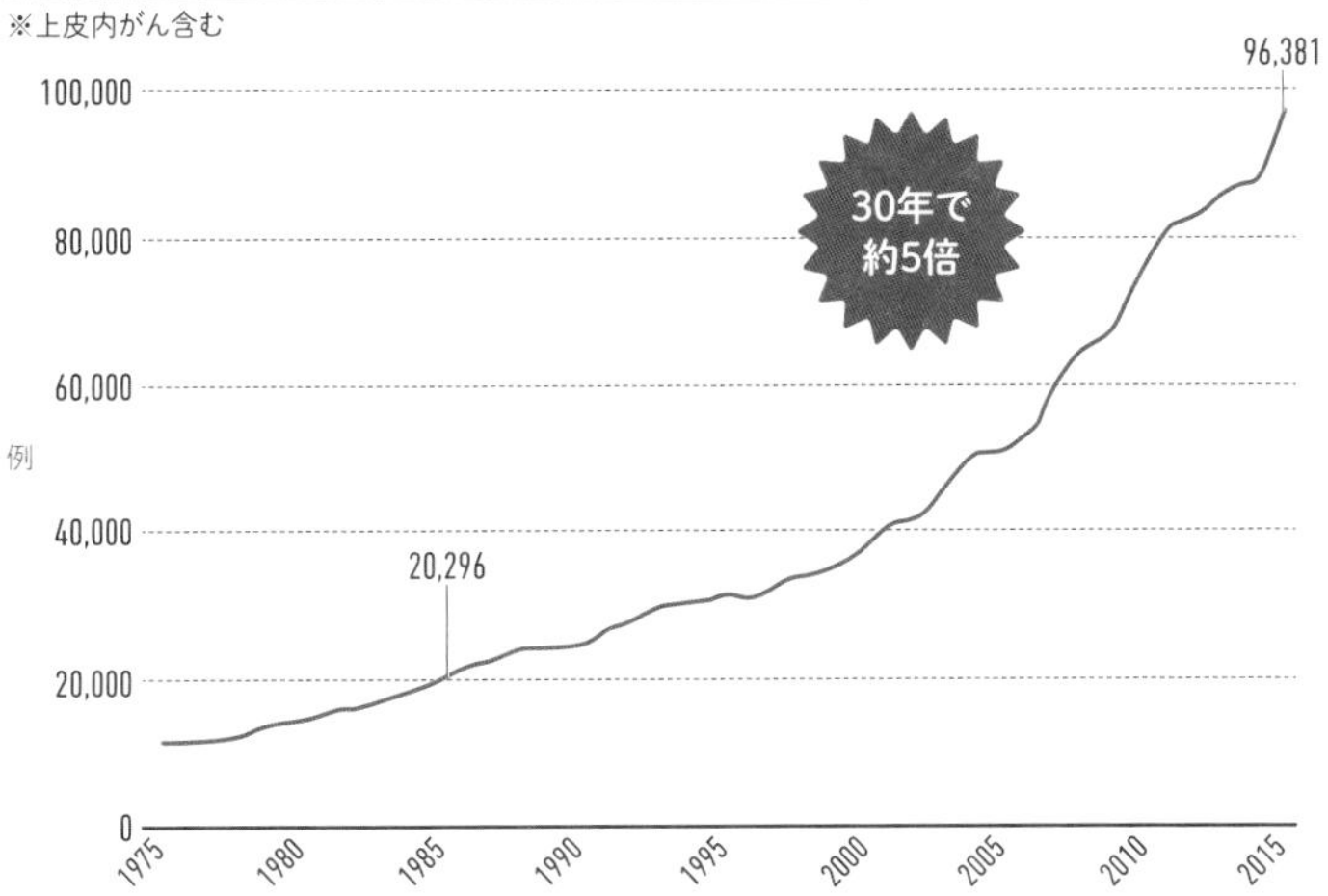

国立がん研究センターがん情報サービス「がん登録・統計」

乳がん女性年齢階級別罹患数(2015年)

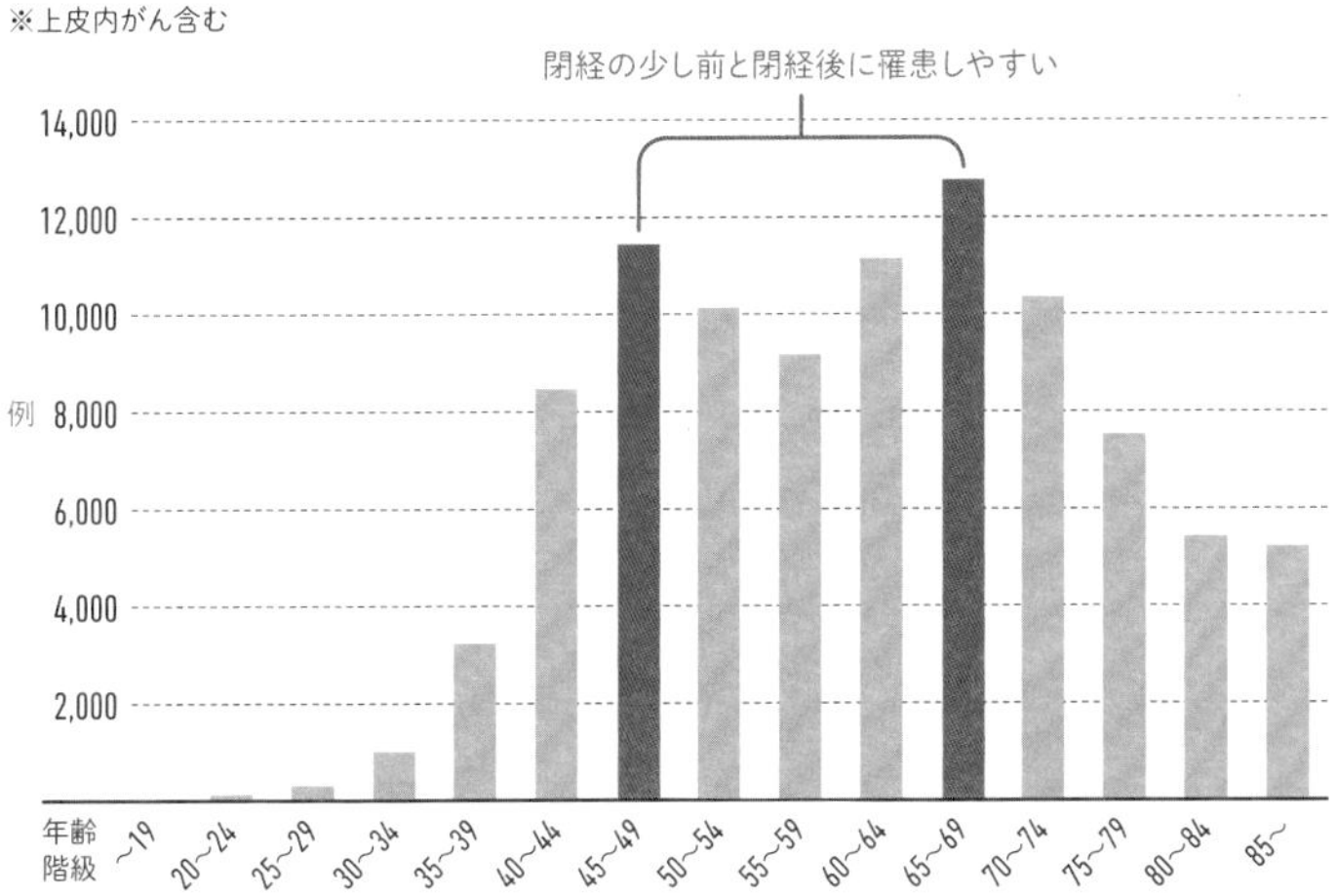

国立がん研究センターがん情報サービス「がん登録・統計」

✓乳がんの症状

初期の乳がんは、自覚症状がほとんどありません。進行していくと、ビー玉のような硬いしこりなどの症状が現れます。しこりは、1㎝を超えると自分で触って気づく場合がありますが、しこりのすべてが乳がんとは限りません。

しこり以外の症状として、乳頭から出る分泌液があります。片方の乳頭の1か所の孔から黄色がかった液や少し血が混じったような茶褐色の液などが分泌される場合は、乳がんが疑われます。また、「びらん」と呼ばれる湿疹やオレンジの表皮のようにザラザラした皮膚、皮膚が剝離して濡れたような状態や乾燥した状態も乳がんの症状です。そして、脇の下のリンパ節が腫れている、左右の乳房の大きさが違う、腕を上下して乳房にえくぼができる場合も何らかの病変が疑われます。

症状には個人差があり、必ずこれらの症状が出るとは限りません。「胸の様子がいつもと違う」と感じたら、すぐに乳腺外科を受診しましょう。

乳がんの症状 ( )内の数字は自覚症状として感じた人の割合

① 乳房に硬いしこり（85%）

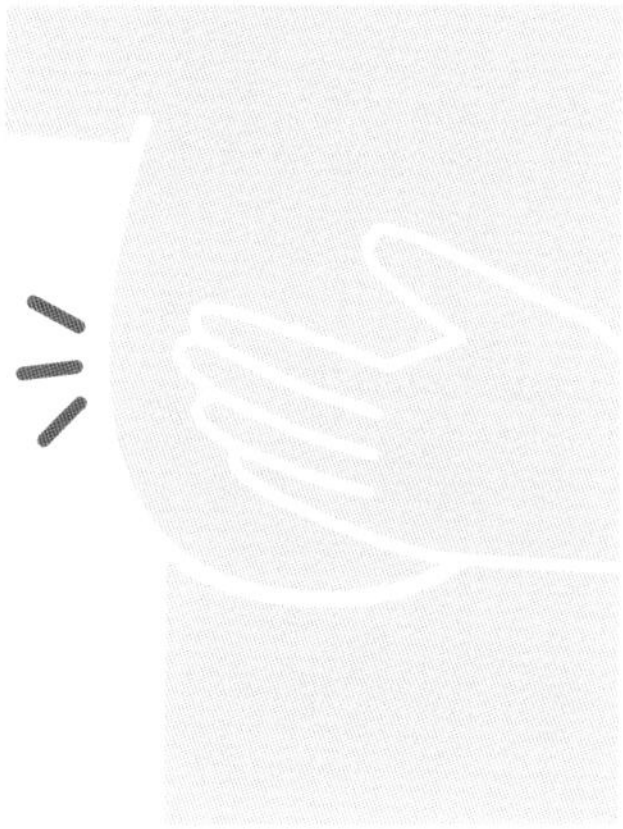

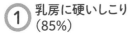

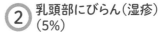

② 乳頭部にびらん（湿疹）（5%）

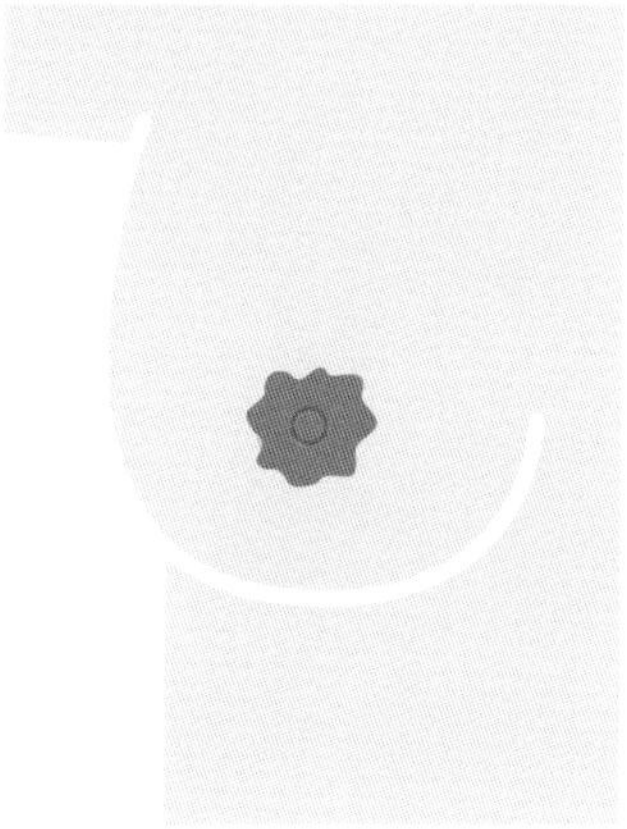

③ 乳頭から血性分泌液（5%）

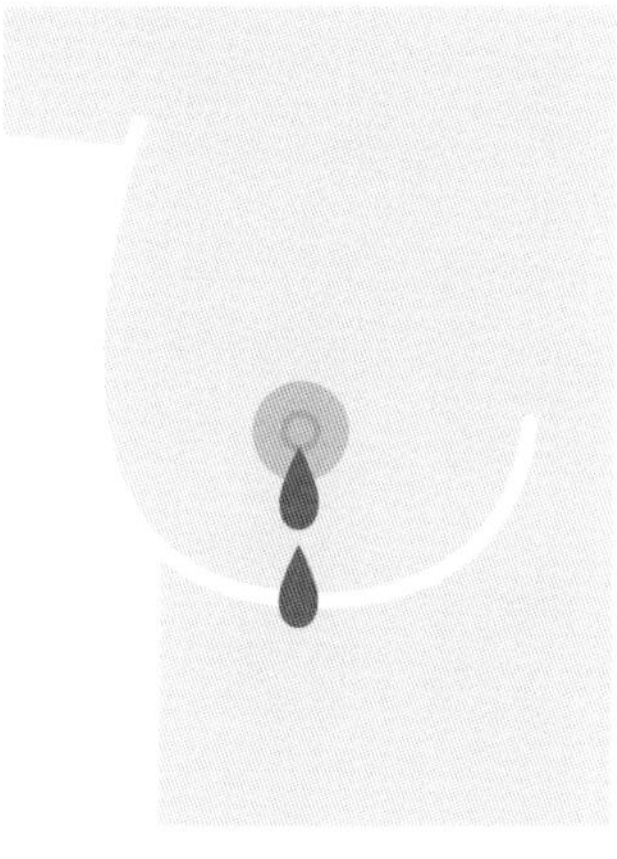

④ 遠隔転移による腰痛など（2%）

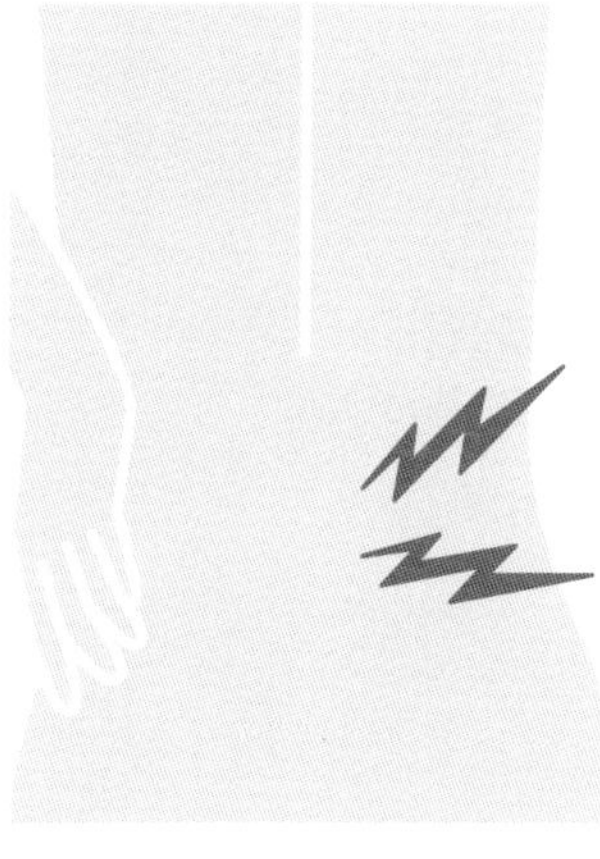

（喜島教授データ提供）

乳がんの症状 ( )内の数字は自覚症状として感じた人の割合

⑤ 皮膚の色調・厚みの異常（1%）

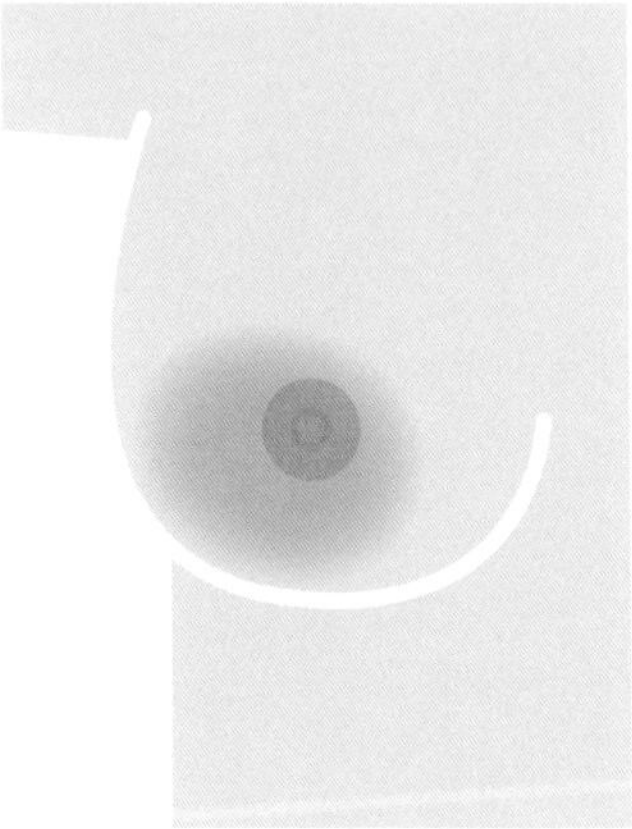

⑥ 乳房の皮膚にえくぼ・ひきつれ

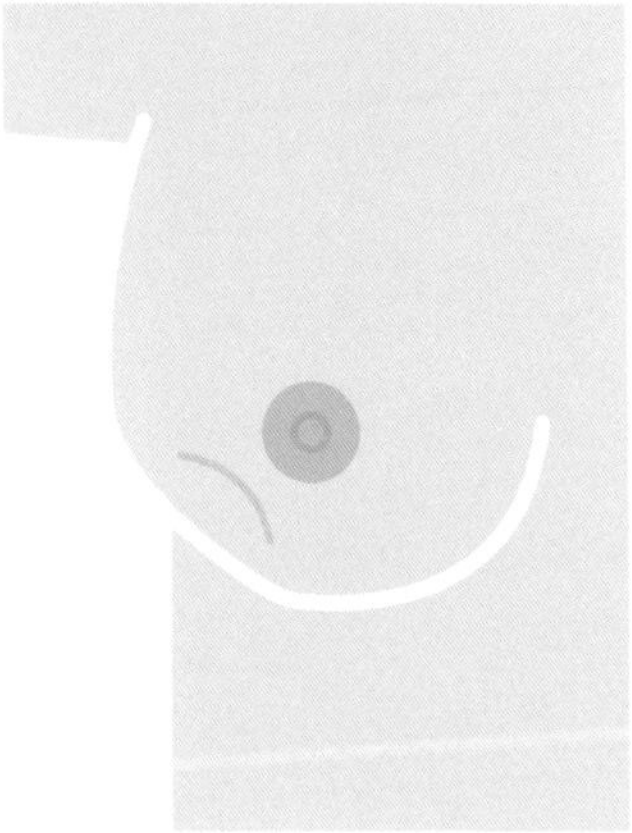

⑦ 脇の下のリンパ節に腫れ

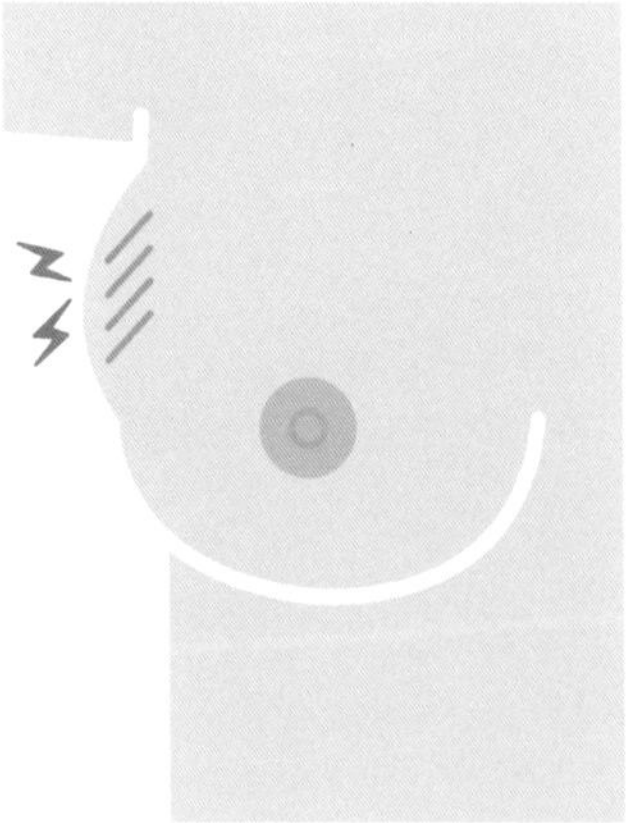

⑧ 乳房サイズ・乳頭位置の変化

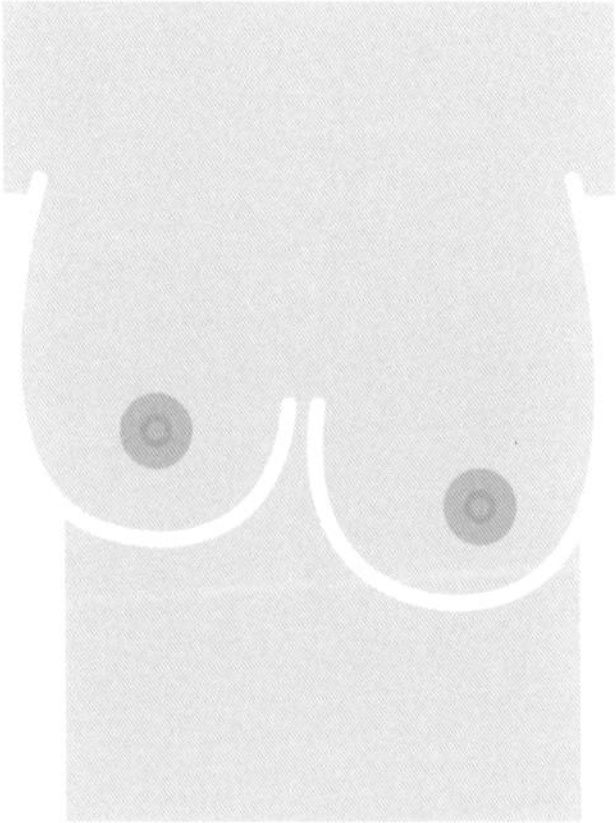

（喜島教授データ提供）

Symptoms

恩田アナウンサーの場合

透明な液体が出て異変に気づく

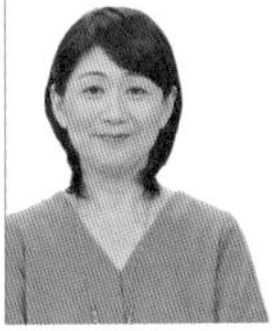

私は、右の乳房にひやりと冷たさを感じ、見てみると透明な液体が出ていました。透明なので大丈夫だと思っていたのですが、検査をしたところ乳管の中に濁った水があり、精密検査をしたら乳がんでした。しこりは丁寧に触って何とかわかるくらいのぼんやりとした硬さだったので、柔らかいからといって油断はできないと思います。

矢方美紀さんの場合

自分で触ってしこりを発見

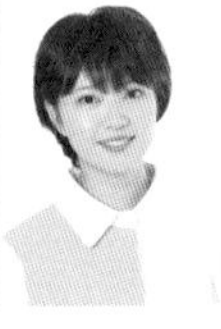

芸能人の方が若くして乳がんで亡くなったことを知り、他人事ではないと自分で触ってみました。すると左乳房に硬いしこりを感じたのです。友人にも触ってもらったのですが、ビー玉のように硬いとびっくりされました。痛みなどは全くなかったので、そのうちに消えるかなと思っていましたが、気になって病院へ行きました。

乳がんのできやすい部位

乳がんは乳房のどこにでも発生しますが、特にできやすい部位があります。乳房を外側上部、内側上部、外側下部、内側下部、乳頭周辺に分けた場合、乳がんが最も発生しやすいのは、脇につながる外側上部です。この部位は乳房の中でも乳腺組織が豊富にあるため、乳がん全体の約半分がここに発生すると言われています。セルフチェックを行う際は、この部分を特に注意して調べましょう。

次にできやすいのは、内側上部です。乳房の外側下部、内側下部、乳頭の周辺は合わせて全体の3割程度となります。ただし、発生部位は1か所だけとは限りません。2か所以上に発生することもあります。

前述したように、乳管は乳頭へ母乳を運ぶ役割があり、乳腺は鎖骨の上から胸骨の下まで放射状に張り巡らされています。乳管の内側にある上皮細胞の突然変異によってできた乳がんは乳管内に広がり、乳管を突き破って外の組織に広がることもあります。よって乳頭の裏側も含め、鎖骨

乳がんのできやすい部位

脇につながる乳房の外側とその上側にできやすい

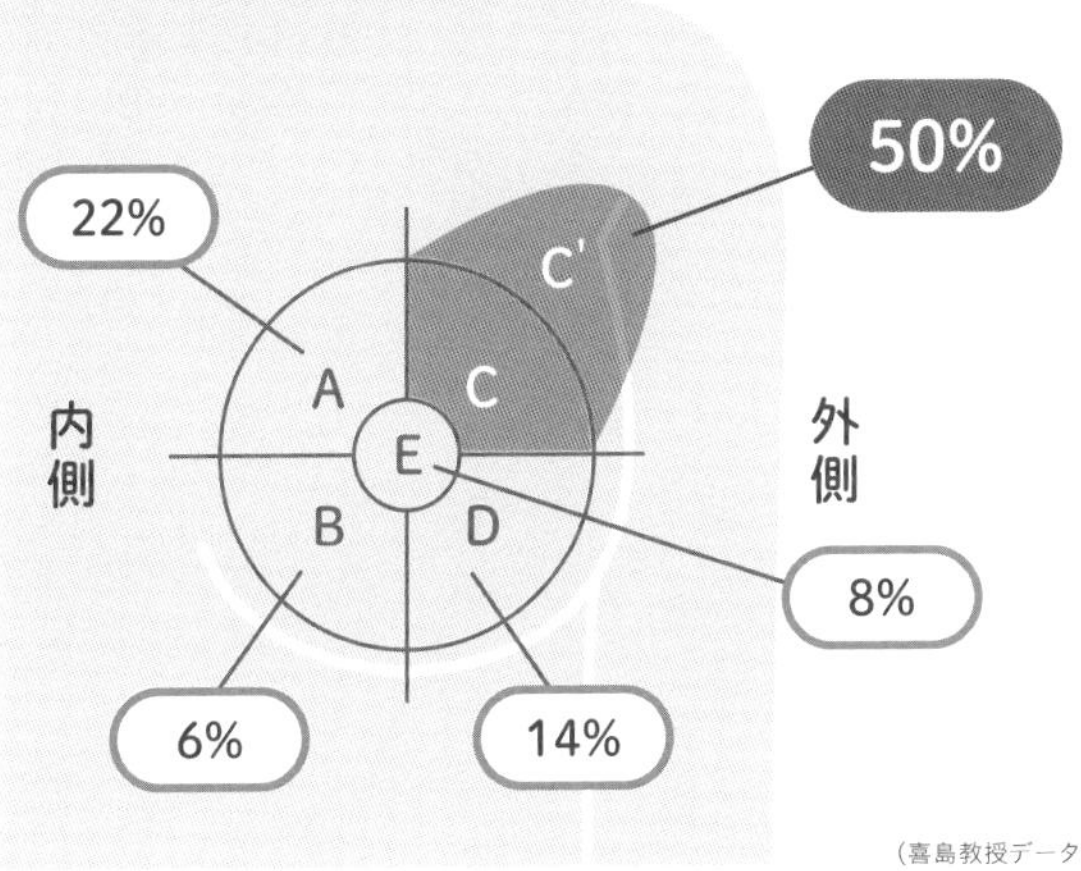

（喜島教授データ提供）

の上から胸骨の下に至るまで広範囲にわたるチェックが大切になります。

乳がんは、胃がんや肺がんに比べて進行が遅いがんです。早めに発見し治療することで予後も期待できますので、小さな変化に気づけるよう普段からチェックしましょう。

女性のがんというイメージが強い乳がんですが、まれに男性にも発生することがあります。男性乳がんの治療の考え方や予後は、女性乳がんと大きな差はありません。男性も他人事と思わず、身近な疾患として注意してもらいたいです。

乳がんになりやすい人とは？

前述したように、乳がんは10人に1人が発症すると言われ、罹患数は増え続けていますが、すべての女性が患う病気ではありません。乳がんが発症するかしないかを予見することはできませんが、これまでの研究や調査からリスクファクター（危険要因）があることはわかってきています。

特に、女性ホルモンであるエストロゲンが長期にわたって分泌され続けている人の場合、発症リスクが高くなります。例えば、初潮を迎えた年齢が12歳以上の人に比べ、12歳未満の人は発症リスクが高くなる傾向があります。以前に比べ、栄養状態がよくなった日本では、12歳未満で初潮を迎える女性が多くなっています。また、閉経年齢が55歳未満の人より、55歳以上の人のほうが発症リスクは高くなる傾向があります。

そして、出産や授乳の経験の有無も乳がんの発症リスクに関係しています。子どもを産んでいない人は、出産経験のある人に比べてリスクが高まります。さらに、出産回数が多いほどリスクは低下します。高齢出産の人は出産経験がない人と同じくらい、あるいはそれ以上の発症リスクが

乳がんのさまざまなリスクファクター

リスクファクターは、エストロゲン（女性ホルモン）にさらされる期間、
生活習慣、家族歴など多岐にわたる

エストロゲンに関すること

- 40歳以上である
- 出産経験がない
- 初産年齢が30歳以上である

生活習慣

- 飲酒の習慣がある
- 閉経後で肥満である

家族歴・既往歴・体質

- 家族に乳がんや卵巣がんにかかった人がいる
- 良性の乳腺疾患にかかったことがある
- 閉経前で高身長である

その他

- 高線量被ばく

あると言われます。他にも、長期間にわたりホルモン補充療法を受けている人は発症リスクが高まります。

エストロゲンの分泌期間の長さ以外にも、リスクファクターはあります。ただし、当てはまるものが多いからと言って、必ず乳がんにかかるというわけではありません。リスクファクターが多い人は、その自覚を持つことが大切です。反対に、少ないからと言って、絶対にかからないということでもありませんので、セルフチェックや検診を怠らないようにしましょう。

乳がんのリスクファクターは、生活スタイルによっても大きく左右されます。中でも肥満は、乳がんの発症リスクが非常に高くなることがわかっています。特に、閉経後の肥満がリスク要因になることは確実とされていることから、注意が必要です。また肥満は、閉経前でも発症リスクを高めること、さまざまな生活習慣病の原因になることから、定期的に運動することを習慣化して食生活を見直し、肥満を避けることが重要です。

過剰なアルコール摂取や喫煙も、乳がんの発症リスクになる可能性があります。アルコールは、1日に1杯程度ならリスク因子にならないと言われていますが、摂取量が増えれば増えるほど、発症リスクが高くなります。喫煙は、本人が吸うだけではなく受動喫煙も含まれるので、家族や周囲の人が吸っている場合は煙を避けましょう。いずれも乳がんだけでなく、他の疾患の発症リスクを高めてしまうので、注意が必要です。

食生活に関しては、大豆製品の摂取を習慣づけることで発症リスクの低下につながると言われています。大豆に含まれるイソフラボンは女性ホルモンのエストロゲンによく似ているので、がんの発症や増殖を促すのではと危惧されたことがありました。しかし、大豆製品を習慣的に摂取

日本人における生活習慣要因と乳がんの関連評価

	リスク要因	予防要因
確実	肥満（閉経後）	
ほぼ確実		
可能性あり	喫煙、受動喫煙、肥満（閉経前）、BMI30以上	運動、授乳、大豆、イソフラボン
データ不十分	飲酒、野菜、果物、肉、魚、穀類、牛乳・乳製品、食パターン、緑茶、葉酸、ビタミン、カロテノイド、脂質	

国立がん研究センターによる「科学的根拠に基づくがんリスク評価とがん予防ガイドライン提言に関する研究」がんのリスク・予防要因評価一覧（ver. 20170801）より改変

する人としない人を比べると、摂取する人のほうが発症リスクが低いことがわかってきています。動物性脂肪やファストフードなど脂肪分、油分、塩分の高い食事は、乳がんをはじめ、多くのがんのリスクファクターになる可能性があるので、過剰摂取は控えましょう。

現在、確実な予防要因はなく、乳がんは誰にでも発症する可能性があります。そのことを心に留め、セルフチェックや検診と併せて、生活習慣を見直し、発症リスクを高める要因を減らしていくようにしましょう。

✓発症リスクを下げるには

閉経後の肥満を避けるには、規則正しくバランスのよい食生活が重要です。肉や魚、大豆製品などのタンパク源となる主菜、野菜や海藻類、キノコ類などの副菜、ごはんやパンなどの主食、汁物をバランスよく組み合わせた食事をとることが大切です。また、脂が多い肉や揚げ物、糖類の多いお菓子は控えめにして、食物繊維やビタミンを多めに摂取しましょう。そして、閉経前からの運動習慣も大切です。運動をしないと筋肉量が減って基礎代謝が低下し、太りやすくなります。ウォーキングなどの有酸素運動を週3〜4回、1回あたり約30分行うのがお勧めです。

生活習慣の面では、たばこは発がん物質や有害物質が含まれているので、禁煙しましょう。また、ストレスは溜めず、しっかり休息を取り、規則正しい生活を送りましょう。

一次予防として、「罹患前に乳房を取る」「20歳以下で初産・授乳する」「卵巣を切除し生理を止める」方法がありますが、現実的ではありません。日頃からできることを、継続することが大切です。

乳がん予防に有効な生活習慣

食事

閉経後の肥満は乳がんのリスクファクターとなる。脂肪や糖分を控え、バランスの取れた食事を心がける

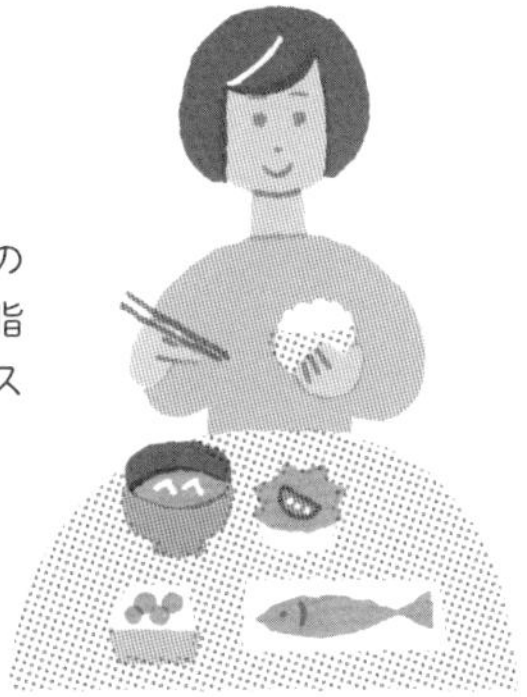

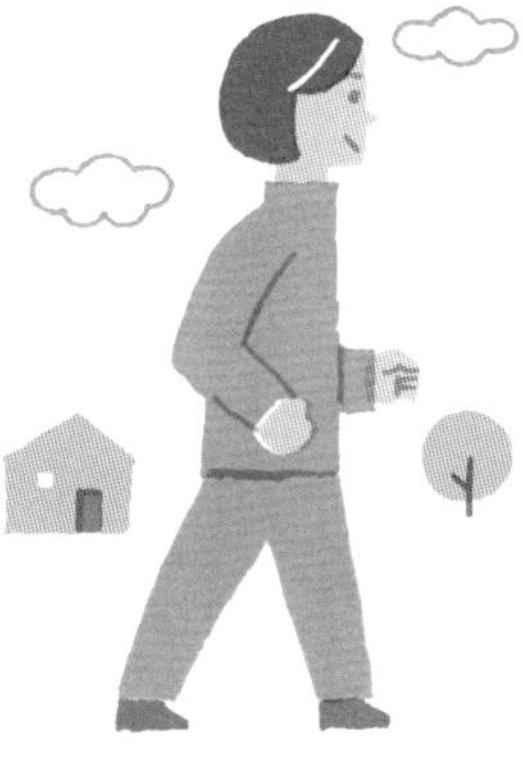

運動

閉経後の肥満を防ぐためには、閉経前から日常的に適度な運動をする習慣を身につけておくことが大切

日常生活

過度な飲酒、喫煙は乳がんのリスクを高める。規則正しい生活を心がけ、ストレスを溜めないことも大切

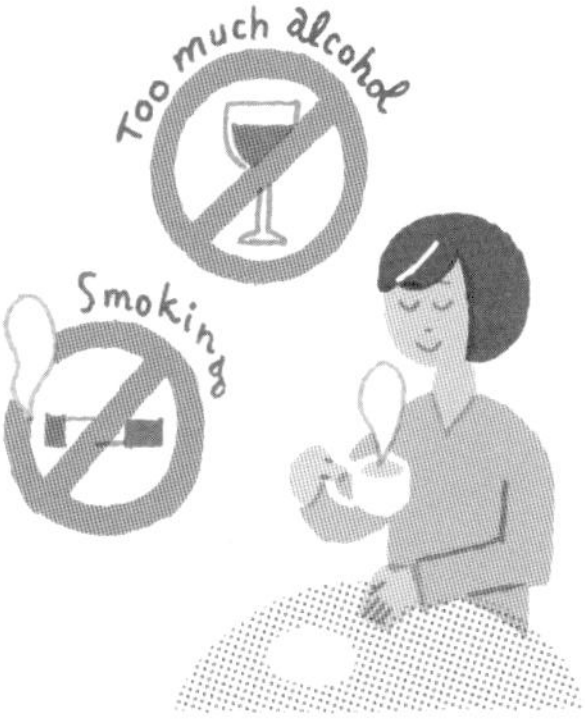

乳がんを早期発見するための方法

セルフチェック

乳がんは、肺がんや肝臓がんなどの身体の奥に発生するがんとは違って、自分で触って見つけられる可能性があります。自分で乳がんを見つけた人の多くは、「乳房を触ったらしこりがあった」という場合がほとんどです。乳がんの早期発見には、普段から自分の乳房をよく観察し、異変に気づけるようにすることが大切です。なお、排卵後から月経までは乳腺が肥大し、乳房が張る、触ると痛みを感じることがあるため、セルフチェックは月経が終わる頃に行うことをお勧めします。

セルフチェックの方法としては、鏡の前に立ち、両腕を上げたり下げたりしながら、両方の乳房を見て腫れやひきつれ、へこみ、色の変化などがないかを確認します。また、乳頭をつまみ、分泌液の有無もチェックします。次に、お風呂の中や寝た状態で乳房全体を細かく「の」の字を描くようにそっと押したり、縦横に指を移動させたりしながら触診し、しこりがないかを確認します。

セルフチェックの方法

指3本で乳がんのセルフチェックを行う

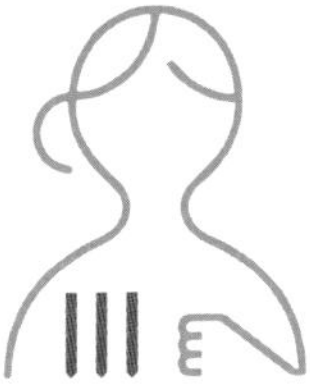

指の腹で乳房を圧迫し、
上から下へとチェック

＋

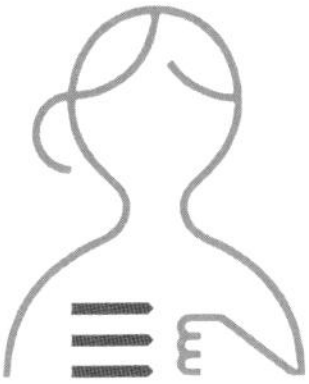

水平方向に脇の下から
内側に動かし、チェック

＋

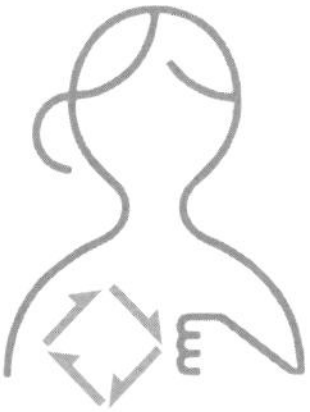

中心に向かって全体を
円を描きながらチェック

セルフチェックの方法を動画で詳しく紹介しています。
スマートフォンなどでQRコードを読み取ると、YouTube
で見られます

Self Check

セルフチェックで気づけてよかった！

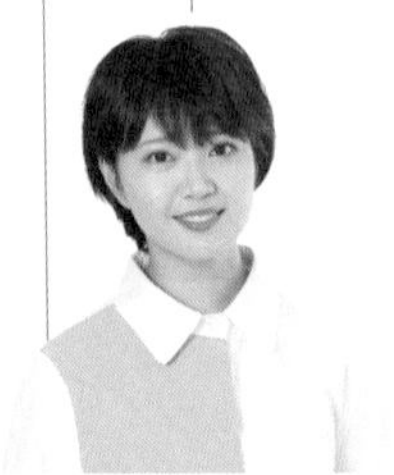

矢方美紀さん

1992年生まれ、大分県出身。タレント・声優（元SKE48）。ある日、乳がんのセルフチェックをしたところ、左胸にしこりを発見。2018年4月に左乳房の全切除とリンパ節切除手術を受け、その後SNSで公表。抗がん剤治療を経て、現在も治療を受けながら精力的に仕事を続けている。

セルフチェックをしようと思ったきっかけは、テレビで小林麻央さんが若くして亡くなったことを知り、「年齢に関係なく、乳がんのことをきちんと知ったほうがいい」と意識したことです。これまで大きな病気をしたこともないし、家族もがん家系ではないので、あまりがんになる可能性は考えたことがなかったのですが、乳がんに関しては頭から離れなくて、「もし自分がなったらどうなるんだろう」と不安が大きくなり、安心するためにもセルフチェックをしようと思いました。

実際に触ってみたら、左乳房にビー玉のような硬いしこりがありました。以前、友人から「乳房にしこりができて病院に行ったら、生理前後の乳房の張りが原因だった」と聞いていたので、その時は私も「痛みもないし、炎症もないから、しこりは自然になくなるだろう」と思っていました。

その後、しこりについて調べたところ、乳がんの症状の一つだとわかり、「やっぱり病院に行こう」と思ったのですが、年末で忙しく、病院の予約も取れなかったので「もういいや」と思ってそのままにしていました。しかし、忘年会でテレビ局の女性スタッフの方に「きちんと病院に行ったほうがいい」と言われて病院へ行き、超音波検査や生検などの検査を経て、乳がんと診断されました。

私のように検診の対象年齢ではない人が乳がんを発見するには、やはりセルフチェックをするしかありません。私の場合、しこりは約3.5㎝と大きかったからわかりやすかったのですが、1㎝未満でも自分で触ると違和感を感じたという人もいます。お勧めの方法は、月に1回、自分の誕生日と同じ日にちに行ってルーティン化すること。また、月初や月末と決めておいても忘れにくいと思います。そして、今はいろいろな媒体で乳がんのセルフチェックの方法について紹介しているので、それをスルーしないで情報として知っておくことも大切です。

乳がんに気づくことは、人生のマイナスになるわけではありません。私は、きちんと気づくことができてよかったと思います。検診は年に1回ですが、セルフチェックは毎月行えます。ぜひ皆さんも、定期的にセルフチェックを行い、早期発見につなげてほしいと思います。

乳がん検診

各自治体では、厚生労働省のガイドラインに準じて、40歳以上の女性を対象に2年に1回、乳がん検診を行っています。検診では医師が問診をするほか、マンモグラフィを行います。マンモグラフィとは、乳房に特化したレントゲン撮影です。多少痛みを伴う場合もありますが、乳房を引っ張り出して全体が写るように圧迫し撮影します。これは、乳腺は重なり合っているため、圧迫して広げないと小さな病変を見逃す恐れがあるからです。乳房が薄くなるので、被ばく線量が少なくて済むというメリットがあります。マンモグラフィでは、まだしこりになっていない、石灰化したカルシウムの沈着を確認できるため、極めて早期の乳がんを発見することが可能です。

特に閉経前の人は乳腺が発達しており、マンモグラフィでは小さな病変が写らないことがあるため、超音波検査も受けておくと安心です。超音波検査はベッドに横たわり、超音波を乳房に当てて行います。超音波検査では、しこりの部分が黒く写り、数㎜の小さなしこりも発見することができます。また、しこりの内部が良性か悪性か、多くの場合、推測することも可能です。

乳がん検診の内容

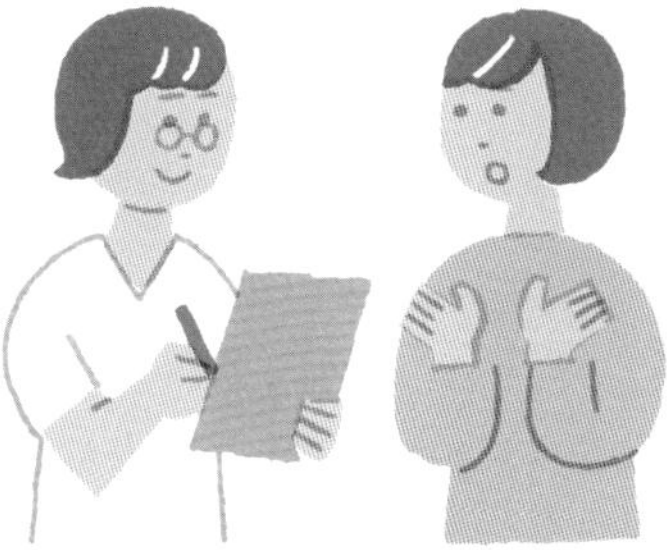

問診

一般的に問診では、自覚症状、月経の状況や妊娠・出産・授乳の経験、既往歴、家族歴、過去の検診結果など、医師の診断に必要な情報を収集する

マンモグラフィ

乳房を板で挟んで平たくし、広げて撮影する。視診・触診では見つけられない小さながんの微候（石灰化）を見つけることができる。乳腺が発達している人は、しこりが乳腺に紛れて写りにくい

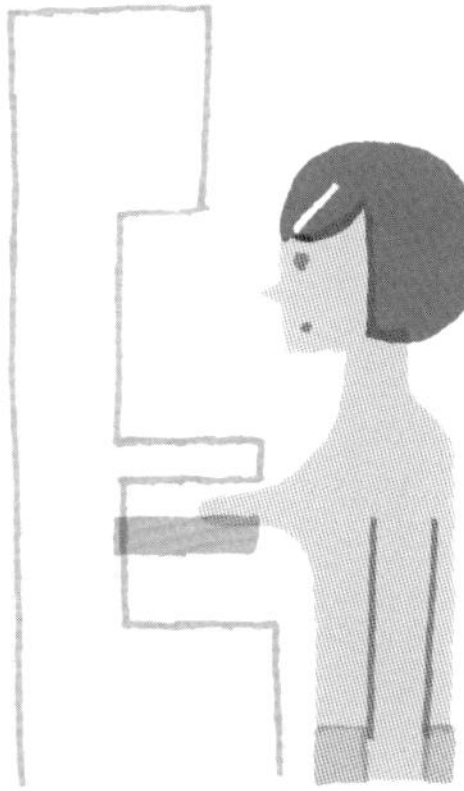

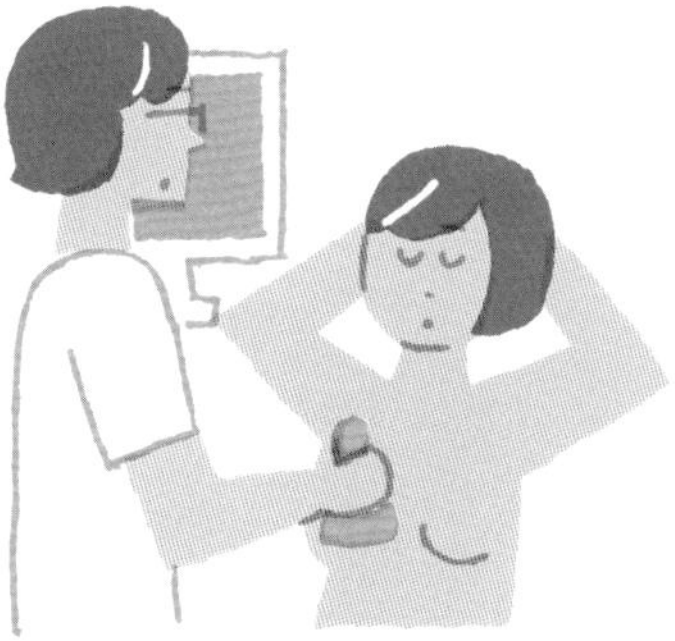

超音波（エコー）検査

乳房に超音波を当てて、跳ね返ってきた反射波を画像化する。乳腺が発達している人や妊娠している人に適した検査。小さなしこりを見つけることができるが、石灰化を見つけることは難しい

乳がん検診は、大きく対策型検診と任意型検診の2つに分けられます。市町村が行っている住民検診は対策型検診、会社（健康保険組合）の健康診断や人間ドックは任意型検診になります。

対策型検診の乳がん検診は、市町村が40歳以上の女性を対象に2年に1回実施しており、比較的安価に受けることができます。会社の健康診断では、乳がん検診はオプションであることが多いようです。会社によっては費用の一部または全部を補助してくれます。人間ドックは全額自己負担になりますが、希望の施設や検査内容を選択できます。40歳以上の女性は、自身の状況や希望に応じて、いずれかの方法で定期的に検診を受けることが大切です。ただし、家族に乳がんや卵巣がんの経験者がいる人や、長期間にわたってピルやホルモン剤を服用している人は、40歳未満であっても検診について専門医療機関で相談してみましょう。

乳がん検診の結果、「要精密検査」の通知が届くことがあります。これは乳がんと確定しているわけではなく、乳がんの可能性があるので精密検査を受ける必要があるということです。こうした通知を受け取った場合はむやみに怖がらず、乳がんではないと確認して安心するためにも早めに乳腺外科を受診することが重要です。

乳がん検診の種類

市町村が行う住民検診と、職場の検診、人間ドックでは、
対象者や検査内容は異なることがある

住民検診(対策型検診)

対象となる集団全体の死亡率を下げることを目的とする
有効性とコストのバランスから、対象者や検査内容が定められている

対　　象：40歳以上の地域住民(女性)
検査内容：厚生労働省のガイドラインに準じて、
　　　　　問診・マンモグラフィなど、各市町村が設定する
受 け 方：通常2年に1回。通知が来たら保健所や指定医療機関に申し込む
費　　用：自己負担額は市町村によって異なるが比較的安価

企業健診(任意型検診)

福利厚生の一環として、希望者はオプションで受けられるようにしている会社もある

対　　象：会社によって異なる
検査内容：会社によって異なる
受 け 方：会社によって異なるが、一般的には会社指定の医療機関に申し込む
費　　用：検査費用の一部(または全部)を補助してくれることもある

人間ドック(任意型検診)

医療機関が医療サービスとして提供している
個々人が自分のリスクに応じて、検査内容を決められる

対　　象：希望者全員
検査内容：医療機関によって異なるが、問診・マンモグラフィ・
　　　　　超音波検査のほか、MRIを行うところもある
受 け 方：希望の医療機関に申し込む
費　　用：全額自己負担

高濃度乳房

高濃度乳房とは

乳房は主に乳腺と脂肪からできていて、その割合は人によって異なります。高濃度乳房とは、乳房の中にある「乳腺」と「脂肪」の割合（乳房の構成）において、「乳腺の割合が高い」ことを表す言葉です（病気ではなく、そういった状態を表しています）。乳腺の割合が一定以上に高い場合を「高濃度乳房」と呼びます。一般的に、年齢が上がるにつれて乳腺の割合は低下します。

マンモグラフィを撮影した場合、がん組織はX線の透過率が低いので白く写ります。また、乳腺組織も脂肪よりX線の透過率が低いので白く映ります。そのため、高濃度乳房の場合、乳房全体が白っぽく写ってしまい、がんがあったとしても、高濃度乳房でない場合と比べると、見えにくくて発見できないケースが考えられます（全く検出できないということではありません）。

乳房の構成の分類

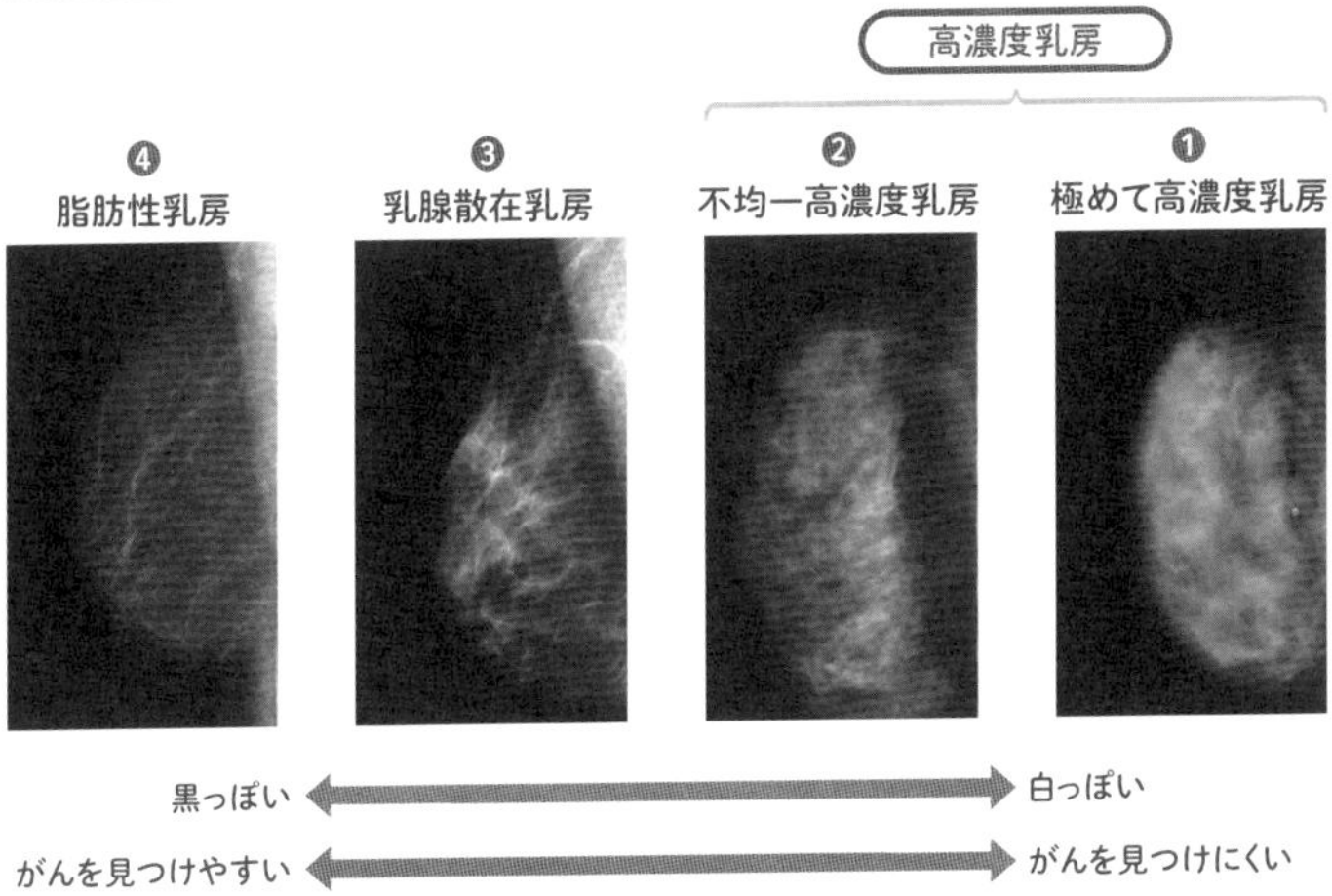

厚生労働科学特別研究事業「乳がん検診における乳房の構成の適切な情報提供に資する研究」より

留意すべきポイント

高濃度乳房の場合、検診後に「異常なし」という結果が出ても、画像上でがんを確認できなかった可能性も考えられます。ただ、高濃度乳房である場合に、強く勧められる追加検査は今のところありません（追加検査を受けることで死亡率が下がるという科学的根拠のあるデータが今のところなく、研究が進められています）。よって、高濃度乳房の場合、「異常なし」という結果が出ても、症状や異変があれば、すぐに専門医療機関を受診することが大切です。

高濃度乳房の通知

検診後、「高濃度乳房であるか」を伝える「通知」について、専門医や国の機関で議論が続いています。現時点では、すべての受診者へ高濃度乳房であるかを一律に通知することは、受診者の混乱につながる恐れがあるため時期尚早とされており、通知は義務づけられていません。市町村が行っている住民検診における高濃度乳房の通知は、現状、自治体の判断に任されています。

そこで「ススメ」プロジェクトでは、高濃度乳房の通知の実態について、中京テレビの放送エリアである愛知県・岐阜県・三重県の市町村に、独自アンケートを実施しました。結果を見ると、通知を行っている自治体が半数を上回ったものの、通知実施の有無は割れている実態が浮かび上がりました。通知の方法は、約8割が郵送。通知を行っていない自治体でも、約半数は問い合わせがあれば答えると回答しており、現状でも、自治体の検診を受けた人が高濃度乳房であるかを知る機会は一定程度あることがわかりました。

一方で、アンケートからは、通知をしていても受診者から問い合わせが頻繁に入っている様子

高濃度乳房の通知に関するアンケート結果

対　　象：愛知県・岐阜県・三重県の合計125市町村

回 答 率：85%（3県平均）

※各県の自治体からのアンケート回答率（回答数／送付数）
愛知県89%（48／54）、岐阜県81%（34／42）、三重県83%（24／29）

調査時期：2019年11〜12月

	愛知県	岐阜県	三重県	合計
高濃度乳房の通知の有無 ■あり ■なし	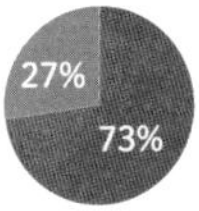 27% 73%	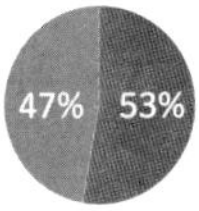 47% 53%	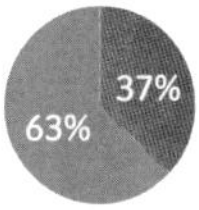 37% 63%	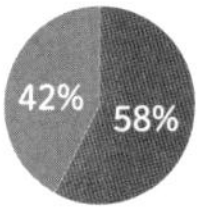 42% 58%
郵送で通知している	68%	94%	75%	78%
通知はしていないが、問い合わせには答えている	46%	69%	27%	48%

は伝わってこず、メディアで取り上げられる機会が増えてきたとは言え、高濃度乳房はまだ広く知られていないという印象を受けました。人間ドックなど個人でマンモグラフィ検診を受けた場合は、結果を聞く際に高濃度乳房か質問するのも一つの方法と言えそうです。

高濃度乳房の通知については、厚生労働省の「がん検診のあり方に関する検討会」で議論されており結論が待たれますが、私たちは、乳房内の乳腺の割合がマンモグラフィにおける病変の写りにくさに関係していることを理解して行動することが求められます（176ページも参照してください）。

検査から診断までの流れ

マンモグラフィや超音波検査で病変が見つかったら、速やかに乳腺外科を受診します。専門医が病変を認識してもその場で乳がんと診断することはなく、細胞診や組織診を行った上で診断します。

細胞診は、注射針で細胞を吸引し、がん細胞があるかないかを顕微鏡で確認します。麻酔の必要がなく身体への負担は少ないですが、病変が硬くなっている、あるいは小さいなど、その状態によってはうまく取ることができない場合もあるので、これだけでは確定診断にはつながりません。

組織診は針生検と呼ばれます。局部麻酔を行い、ボールペンの芯くらいの針を病変部に刺して組織の一部を取り出し、がんの組織があるかないかを確認します。太い針を刺すので小さな傷はできますが、止血するだけで縫合することはありません。組織の切り取りは、主に針先についた内刃を使って取り出す方法が用いられます。組織診も外来で受けることが可能です。

乳がんの診断には、必ずこの2つの検査が行われます。

検査・診断までの流れ

気になる症状がある時や乳がん検診で精密検査が必要と言われた場合は、
乳腺外科を受診し検査を受ける

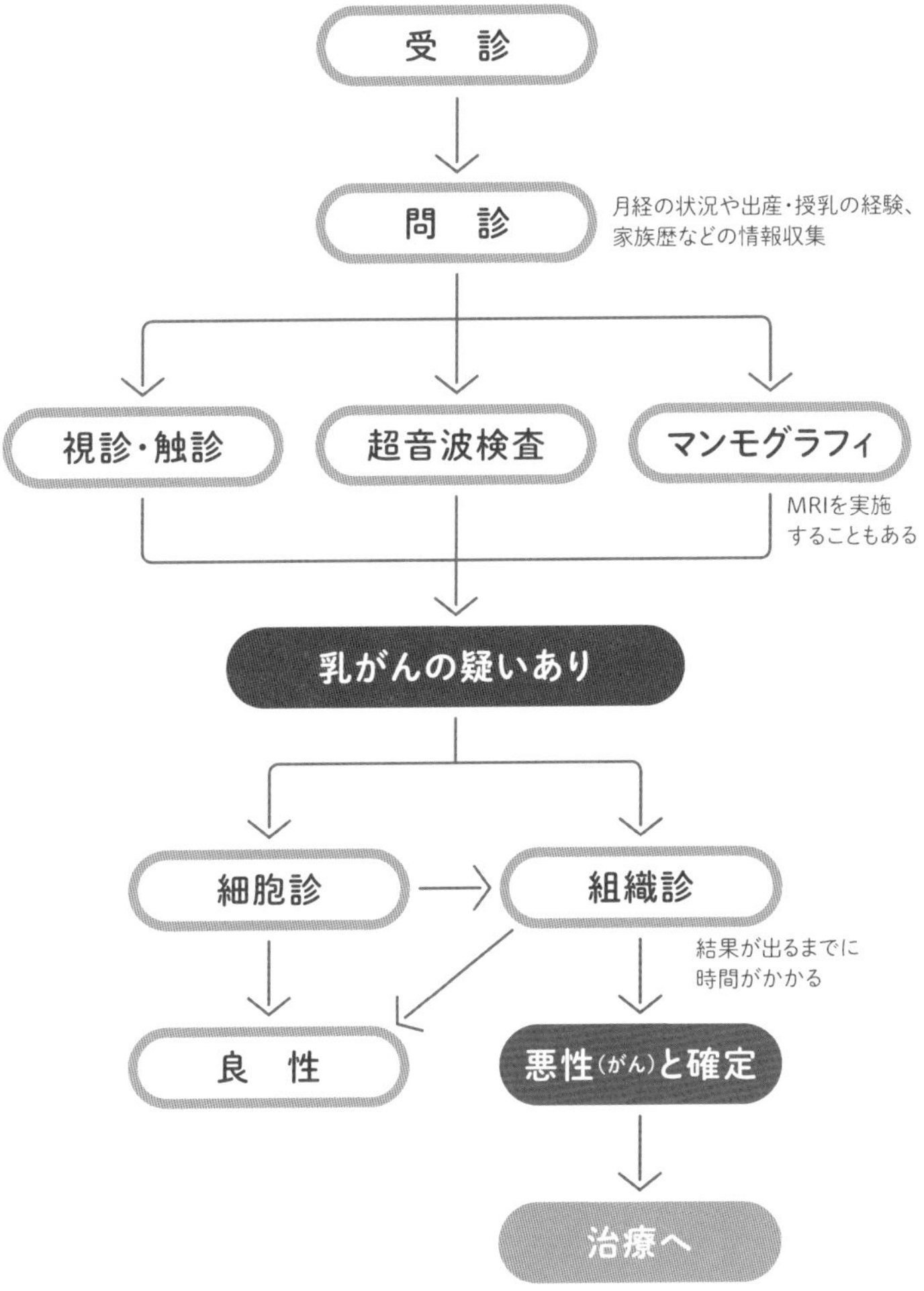

✓ステージ

がんのステージは、「TNM分類」を基に決定します。T（Tumor）は、がんが浸潤している部分の大きさを指します。N（Node）は、リンパ節への転移の状況、M（Metastasis）は、他の臓器への転移の有無を指します。がん細胞が乳管の中にとどまっている場合は非浸潤がん、乳管の壁を破って飛び出している場合は浸潤がんと呼びます。

例えば、しこりが5㎝以上（T3）で腋窩リンパ節への転移が見られる（N1）、あるいはしこりが5㎝未満（T2）で腋窩リンパ節に転移し、それがくっついて固まっている（N2）とステージⅢAとなります。同じT2でもN0（転移なし）の場合はステージⅡAとなります。ただし、検査を重ねるうちにリンパ節や他臓器への転移がわかることもあるので、最初の診断は術式を決めるためのものと考え、あまり重要視しないほうがよいでしょう。また、治療方針はステージだけで決まるわけではありません。自分の生活や価値観と照らし、医師とよく相談して決めましょう。

臨床病期分類表

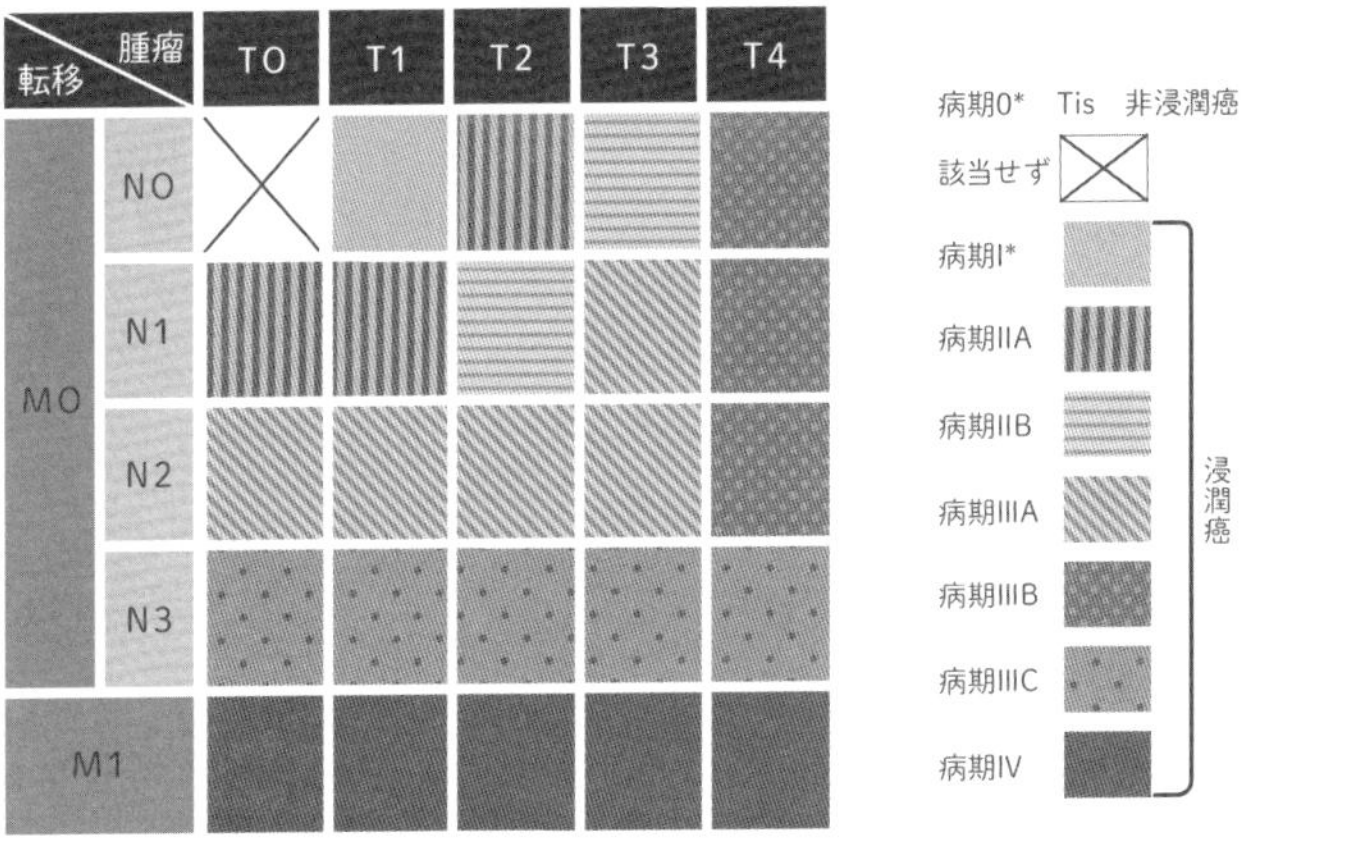

*:わが国では早期乳癌と定義づけられる

日本乳癌学会編:臨床・病理 乳癌取扱い規約 第18版、P.6、金原出版、2018.

乳がんの進行過程

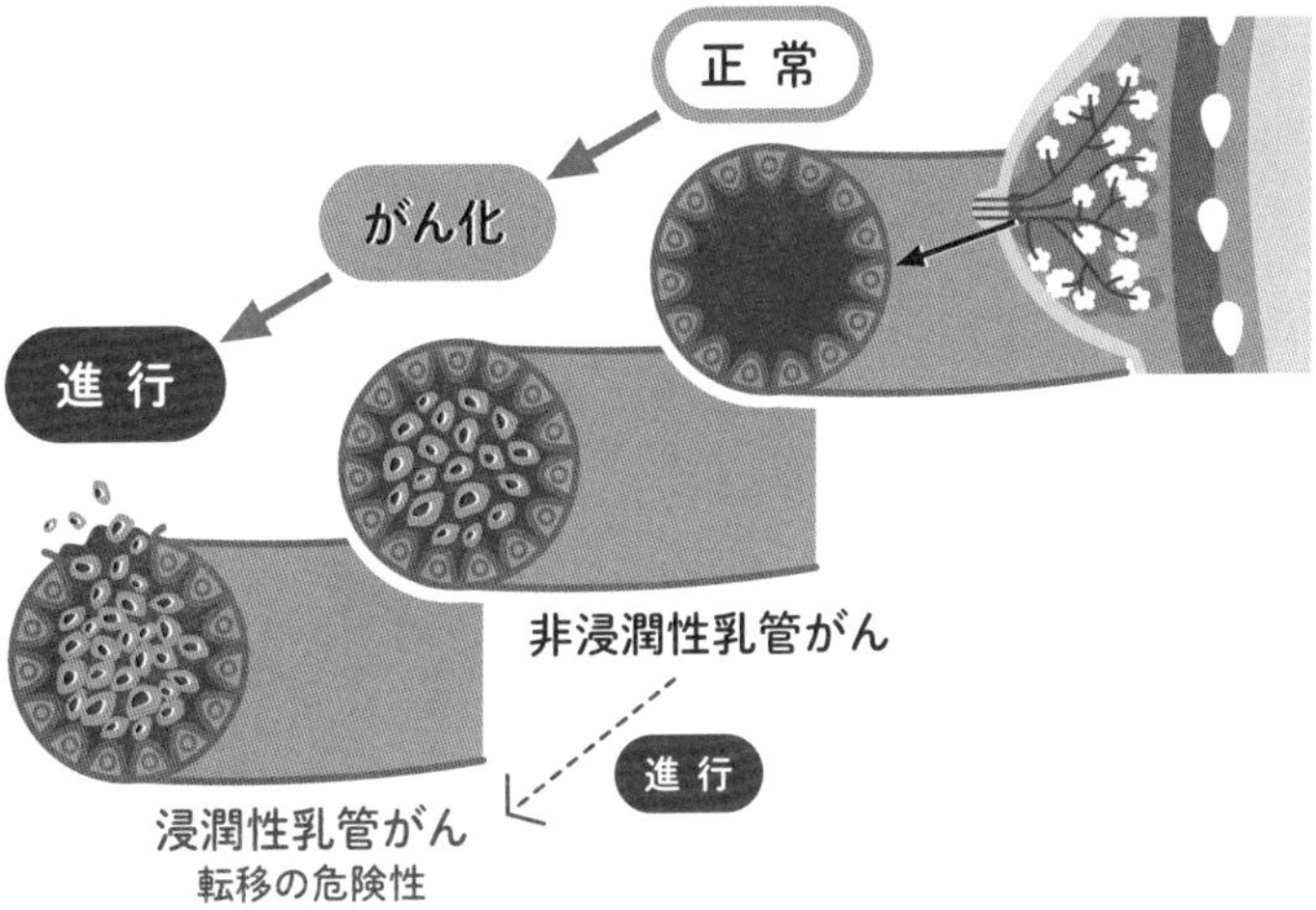

乳がんの治療

主に、外科治療の手術と、化学療法の抗がん剤治療、内分泌療法のホルモン療法、放射線治療があります。最近では、分子標的治療※など新しい治療も登場しています。こうした選択肢の中から、症状やがんの特性に合わせて、一人ひとりオーダーメイドで治療方針を決めるのが一般的です。

手術には、乳房温存手術と乳房切除術があります。乳房温存手術は、原則としてしこりの大きさが3㎝以下とされています。ただし3㎝を超えていても、術前の化学療法で小さくなれば乳房温存手術を行う場合があるなど、乳がんの特性によっては、術前に化学療法を行うこともあります。乳房切除術は、しこりが大きいなど、乳房温存手術ではがんが残るリスクがある場合に行われます。

手術後は、切除した病変を検査し、その後の治療方針を決めます。結果によっては、最初の治療方針から変わる場合があります。いずれにしても、治療にはさまざまな選択肢があるので、医師とよく話し合って決めることが重要です。

治療の大まかな流れ

乳がんの治療の進め方は患者によって異なりオーダーメイドとなるが、
大まかな流れを把握しておくと、心のゆとりにつながる

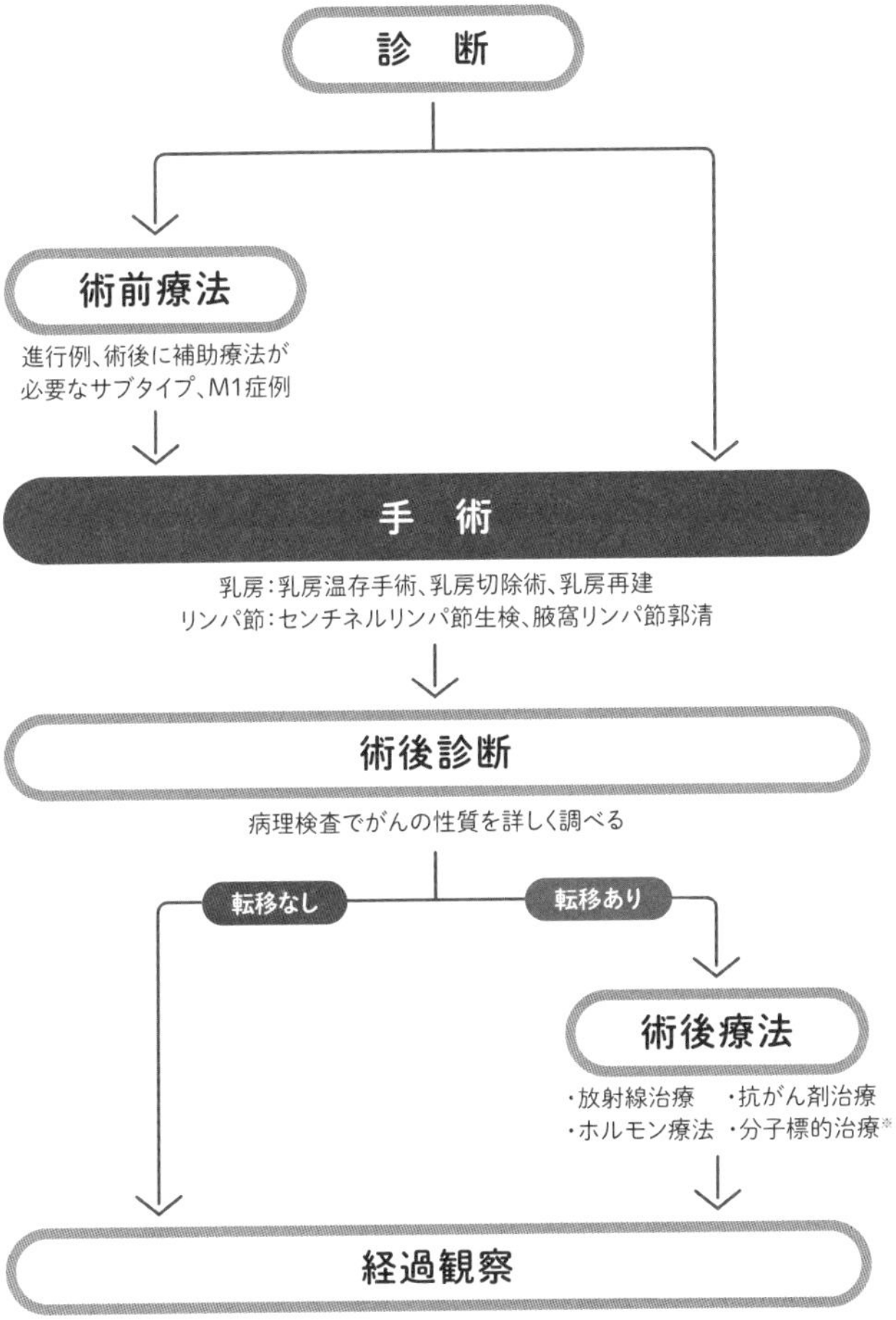

※分子標的治療：がん細胞で傷ついた遺伝子からつくられる、がん細胞の増殖する異常な性質の原因となっているタンパク質を攻撃する物質や抗体を、体の外から薬（分子標的薬）として投与することによって、正常細胞を傷つけないようにがんを治療する方法です。（国立がん研究センターがん情報サービス「用語集」より）

Treatment

恩田アナウンサーの場合

全切除で再建を選択

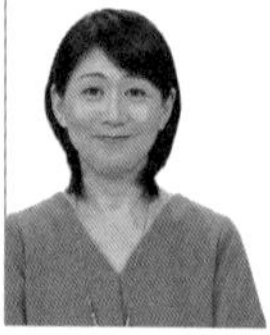

年齢のこともあったので、乳房を全切除する決意は意外と早くできました。再建は、さまざまなことを考えた上で、乳房切除術と同時にインプラントを入れる再建手術を行ったのですが、傷口が開いてしまい、結果的にインプラントを取り除くことになりました。その後、抗がん剤治療と補完療法、腕のリハビリを行い、現在もホルモン療法を続けています。

矢方美紀さんの場合

再建はせずに全切除

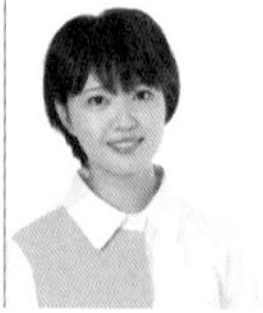

年齢が25歳だったこともあり、最初は乳房がない生活が想像できませんでしたが、私にとって乳房はそこまで重要な存在ではないと気持ちを切り替え、左乳房を全切除しました。リンパ節にも転移があったので、がん細胞を増殖させないために抗がん剤治療を行いました。今は再発を防ぐために、女性ホルモンを抑えるホルモン療法を行っています。

整容性を考慮した乳がんの手術

藤田医科大学医学部乳腺外科学講座の喜島祐子教授は、乳房の形に着目した手術の研究をされています。具体的にどういうものなのか、お話を伺いました。

研究に至った背景と手術の概要

日本で乳房温存療法が標準的に実施されるようになったのは、1990年代に入ってからです。乳房温存と言っても、以前は根治性を重視していたため、乳房の形や大きさに左右差がありました。外来で患者さんに左右差について尋ねると「乳房が残っただけでもうれしい」という声が聞かれましたが、医師として、また女性として「これでいいのだろうか？」と疑問に思うようになり、整容性（手術による身体的な変形を整える）を考慮した手術に取り組むことにしました。そして、専門知識を学ぶために学会へ出席したり、海外の施設の手術を見学に行ったり、多くの文献や資料を読んだりして研鑽《けんさん》してきました。

この手術は、広範囲にわたってがんの進行がなく乳房温存療法が可能であり、かつ希望される患者さんすべてに行うことができます。まずは乳房の形を見て、座った状態で下垂があるかどうかを確認します。下垂がない方は、切除部分に身体の他の部分から脂肪を移植して左右差がないように形を整えます。下垂がある方は、乳房縮小術や固定術の要素を取り入れた乳腺部分切除を行い、乳がんではない側の乳房も左右対称にする目的で手術します。

手術前・中・後の流れ

海外で手術の見学を繰り返すうちに、手術体位である寝姿勢のみではなく、座った状態の形も認識しなくては、きれいな手術はできないと確信しました。そのため、必ず手術前に、手術体位と座った状態で乳房の形の変化を確認します。手術前日には、患者さんの身体に切除範囲をマーキングしながら、どこをどのくらい切除して整容するか、時間をかけて説明します。

手術中は、縫合する前に仮縫いの状態で、麻酔科の先生にベッドを約30度起こしてもらい、乳頭の位置がずれていないか、左右差がないか、へこみがないかなどをスタッフ全員で確認します。

整容性を考慮した乳房温存手術

もともとの乳房の状態を認識する

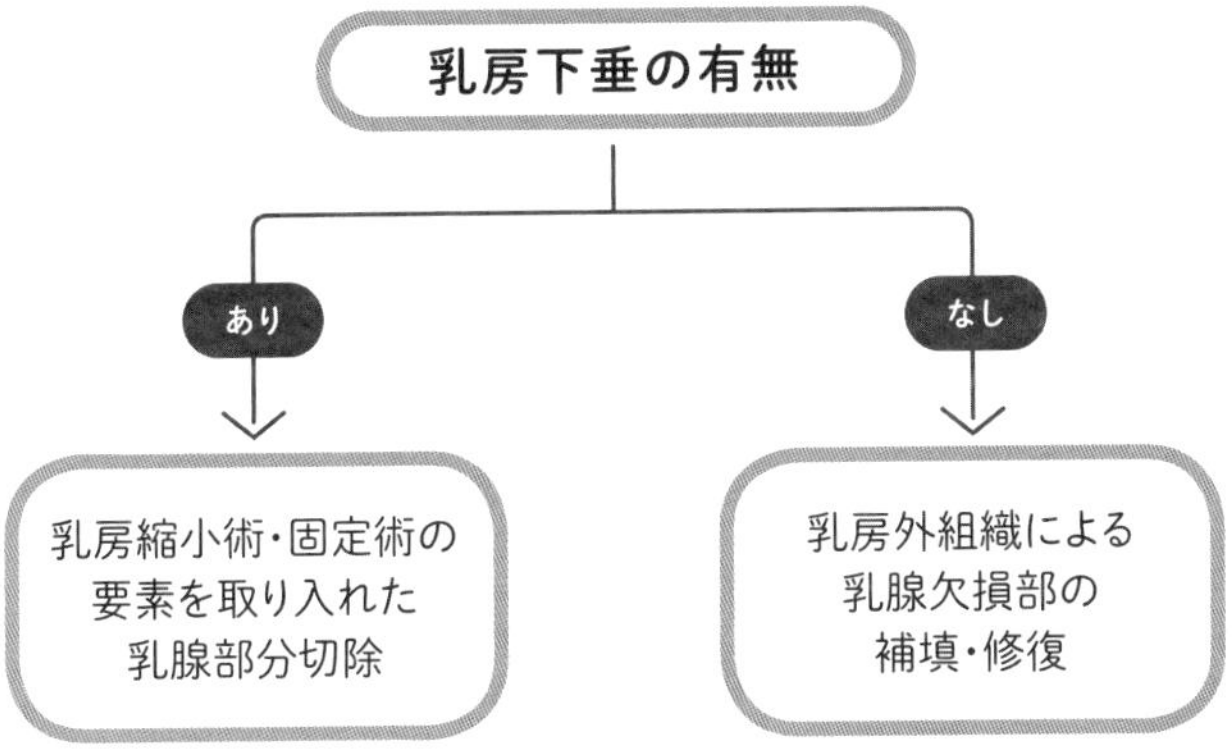

藤田医科大学病院 乳腺外科

手術体位と座位で異なる胸の形

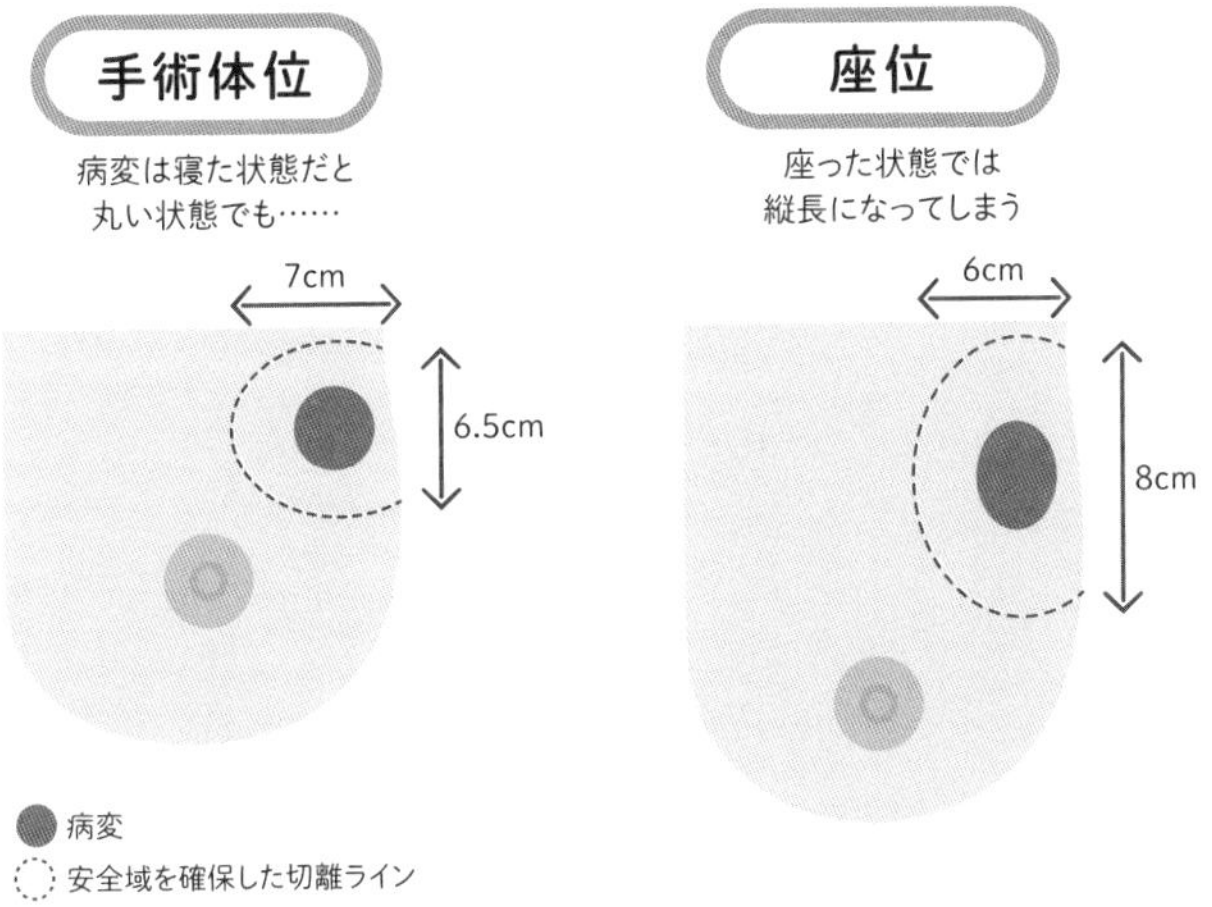

手術後は必ず放射線治療を行います。放射線治療により傷はケロイドになりにくいですが、脂腺や汗腺のダメージは避けられないので皮膚が乾燥し、固くなります。よって、治療後はしっかりと保湿も行います。また、患者さんに使いたいブラジャーを持参していただき、フィッティングしてカップサイズが合っているかをチェックします。私が所属する病院では、乳がん看護認定看護師（日本看護協会により、乳がん看護分野において熟練した看護技術および知識を用いて、水準の高い看護を実践できると認められた看護師）と相談して肌に優しいシームレスのブラジャーを取り入れており、患者さんに勧めています。同じ女性として、患者さんのＱＯＬ（Quality of Life：生活の質）がさらによくなるように細かい部分まで指導、提案をすることを心がけています。

これまでの評価と今後

２００３年から整容性を考慮した乳がん手術に取り組み、これまでに約３００症例の手術を行いました。手術後は、２、３年後まで写真を撮影し整容性を評価しています。また、すべての術例について手術時間や出血量、術後の合併症などを評価して改善点を見いだし、次に生かしています。

手術の概略図

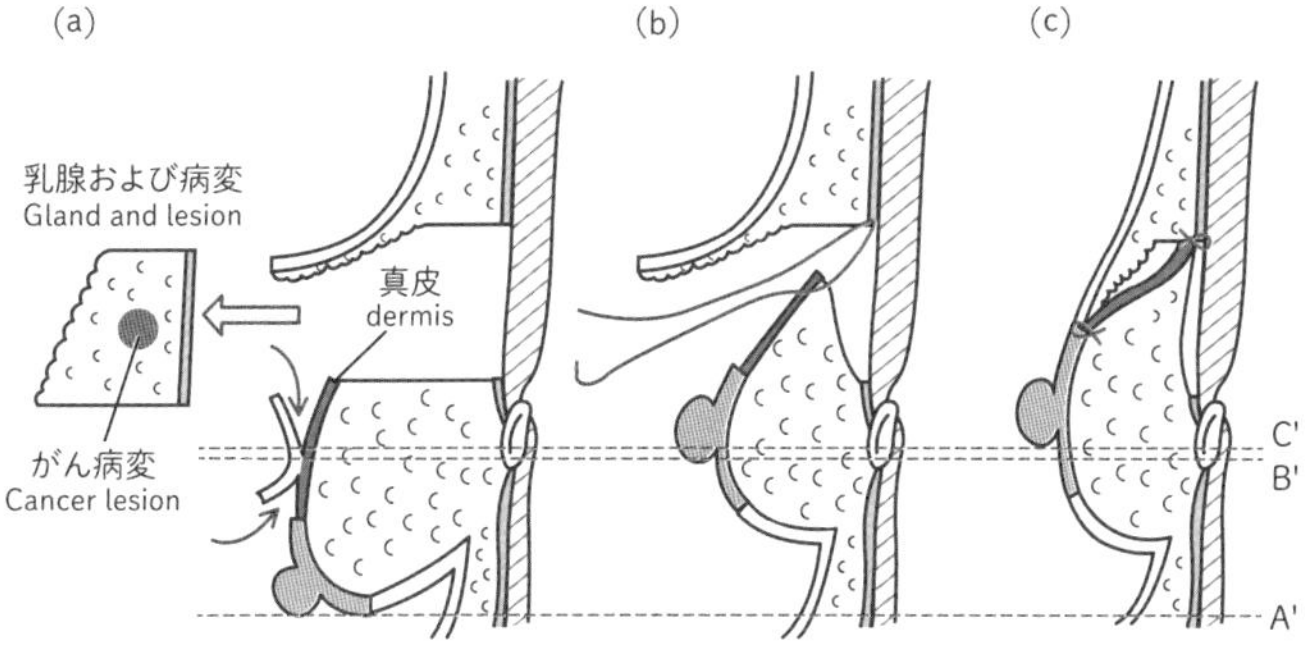

Yuko Kijima et al. Oncoplastic breast surgery combining periareolar mammoplasty with volume displacement using a crescent-shaped cutaneous flap for early breast cancer in the upper quadrant. Surgery Today, Vol.43, P.949, 2013.

これまでに手術した患者さんからは「乳房がきれいに残ってうれしい」「温泉にも堂々と入れる」など多くの喜びの声をいただいています。現在この手術は、乳がんを患っている乳房には保険適用ですが、反対側の乳房は美容整形となり保険適用外です（藤田医科大学病院では臨床研究として本手技を実施し、患者さんには無償で提供しています）。いずれ、両方とも保険適用になることを期待しています。もちろん、中には全切除したままで何もしなくてもいいとおっしゃる患者さんもいます。考え方は人それぞれですので、こうした手術も治療法の一つとして提案しつつ、患者さんとよく話し合って治療方針を決めることを大切にしています。

治療しながら働く

仕事と治療の両立 実態とその背景

（取材／中京テレビ 経営企画局 コーポレートコミュニケーション部 「ススメ」プロジェクトリーダー　安部まみこ）

治療をしながら働く。これは決して珍しいことではなくなってきました。とは言え、がん就労について取材を進めると、そこにはまだまだ高いハードルがあるのも事実です。キャリアコンサルタントで仕事と治療の両立に詳しい、服部 文さんに実態を聞きました。

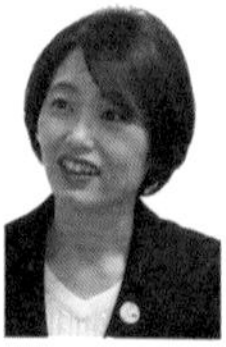

服部 文さん
HATTORI FUMI

一般社団法人 仕事と治療の両立支援ネット・ブリッジ 代表理事。キャリア・コンサルティング技能士２級（国家資格）。厚生労働省の事業などで2000人以上の就労支援をし、2012年より「がんを経験した人が仕事と治療を両立させるために、自ら行動することを目指した就労支援」に特化して活動中。

安部　恩田千佐子アナウンサーや矢方美紀さんは、「仕事へ復帰するという目標が自分を支えてくれた」と言っていました。仕事を続けることが、精神的な支えとなる場合もありますよね。

服部　そうですね。生活の一部である仕事は、想像以上に大きなものです。経済的なことはもちろんですが、社会とのつながりや自分の役割を得ることが、精神的な支えとなり得ます。両立支援が、何が何でも働くことを強いるものになっては本末転倒ですが、治療しながら働き続けることを望む労働者を後押しすることで、結果的に社会にとってよい影響を与えるのであれば、望ましい方法だと思います。

安部　患者を支えることが、結果的には社会によい影響を与えるのですね。

服部　はい。両立支援の必要性を感じる理由は2つあります。

1つ目は、日本は少子高齢化が進んで労働人口が減少しており、労働力を確保するためです。日本人の2人に1人が生涯で何らかのがんにかかると言われており、その中で、働く世代の発症は約3割です。それくらい、働いている間にがんを発症するのは珍しいことではありません。

2つ目は、医療の進歩により働ける患者が増えたことです。以前、復職するのは「もともとの職務を遂行できる状態」であることが前提でした。当然、長期の療養が必要なケースもあって一概には言えませんが、医療の進歩で、多少の制限があったり、治療による体調の変化があったりしながらも、働ける患者が増えているのです。患者が経済的に自立することで、社会保障費の削減にもつながります。

安部　これらに関して、国としての動きはあったのでしょうか?

服部　２０１６年12月の「がん対策基本法」改正が挙げられます。事業主の責務として、「がん患者の雇用の継続に配慮すること」「がん対策へ協力すること」が盛り込まれました。つまり、国が企業に対し、がんの治療と仕事の両立を後押しすることを努力義務としたのです。このような背景があり、仕事を休む期間を短縮して、職場に身を置き続けることが社会生活への復帰を促し、働く意欲も能力もある患者を支援することで社会全体への影響を最小限に抑えようと、社会の考え方が変わってきています。

安部　両立支援において、大切なことは何でしょうか?

服部　まず、いきなり辞めない、辞めさせないことです。また、患者との情報共有、そして、職場における支援内容のオーダーメイドが挙げられます。

安部　診断されて、すぐに辞めてしまうケースが多いのでしょうか?

服部　そのようなケースを「びっくり離職」と呼んでいます。がんと診断されたことに衝撃を受け、もう今までの生活が続けられないと思い込んで離職するケースが少なからずあります。また、本人だけではなく、周囲も同じように思い込み、離職を促してしまうケースもあります。「重大な決断はひとまず先送りする」という意識を持っていただきたいです。

安部　報道局には視聴者から「がんを理由に解雇された」という体験が寄せられています。

服部　昔の「がんになったら人生の終わり」というイメージと、医療の進歩により治療しながら働けるという現状とのギャップを埋める必要性を強く感じています。

安部　治療しながら働く方法として、まずは有給休暇などを使う、というのが頭に浮かびます。

服部　そうですね。有給休暇だけでなく、積立休暇、休職制度、病気休暇など、会社によって用意されている制度はさまざまです。しかし、自分の会社の就業規則の内容を把握している人は、実際にはそれほど多くありません。それらの制度を知らないまま、働き続けるのは無理だと判断してしまうケースもあり、もったいないと思います。

安部　患者との情報共有とは、具体的にどのようなことをすればよいでしょうか？

服部　患者は、治療計画が示されたり、さまざまな選択が迫られたりといった状況下ではありますが、休み方・働き方を職場と打ち合わせるためにも、自分の状況や見通しを理解して伝えられるようになることが大切です。そのために、産業医に相談したり、外部の相談窓口を頼ったりするのもよいと思います。

安部 支援内容のオーダーメイドとは、必要な支援はさまざまであるということでしょうか？

服部 そうですね。病気の種類も、治療法も、体調の変化も、家族の状況も人それぞれで、一律に「こうすればよい」という答えはありません。制度や仕事内容の調整、配慮などを組み合わせて、一人ひとりに合わせた支援をする必要があります。

安部 実際に部下や同僚から「がんと診断された」と聞いた時、何と言えばいいのか迷ってしまいます。アドバイスはありますか？

服部 第一声は、「話してくれてありがとう」と伝えていただきたいです。そして、「今後の働き方については、一緒に考えていきましょう」という姿勢を示して、患者本人がどうしたいのか意向を聞くことが、安心感につながるのではないでしょうか。

安部 なるほど。聞いた側は、つい「大丈夫？」と言ってしまいそうですが。

服部　そうですよね。でも「大丈夫？」と聞かれると、大丈夫じゃないのに「大丈夫です」と言って、そこから胸の内を話しにくくなる場合もありますよね。

安部　確かに。第一声、覚えておきたいです。がんと診断されたことを伝えるのは、多かれ少なかれ勇気が必要ですよね。それに対して、「話してくれてありがとう」とまず受け入れて、寄り添う姿勢が大切なのですね。

服部　そうですね。それから、患者本人は「迷惑をかけたくない」と思って無理をしてしまいがちです。人にもよるので一概には言えませんが、上司などが患者の家族とコミュニケーションを取って、実情を聞いておくとよいケースもあります。

両立支援に取り組む企業の紹介

（取材／中京テレビ 経営企画局 コーポレートコミュニケーション部長　原 京二）

ここで、両立支援に積極的に取り組む三井化学株式会社（以下、三井化学）について紹介します。

三井化学は、東京都港区に本社を置く大手化学メーカーで、がん就労に積極的に取り組んでいます。その背景には、「社員の健康は、会社の健康に直結する」という健康経営を重んじる基本理念があります。三井化学には、約7000人の三井化学籍の社員が働いており、毎年のがん検診で、0.3～0.4％程度の社員にがんが発見されています。しかし、がんの発見を機として離職した社員はこれまで一人もいません。三井化学のがん患者との向き合い方、人事的な支援制度などについて、人事部と健康管理室の担当者に話を聞きました。

①仕事と治療の両立支援ガイドブック

「がんに限らず、当社では治療と仕事を両立する企業風土が定着しています。そして、患者でもある社員の声を拾い上げて、2019年10月に、仕事と治療の両立支援のための新しいガイドブックを作成しました」（人事部企画グループ 片寄チームリーダー）

三井化学が新しく作成した、『仕事と治療の両立支援ガイドブック』

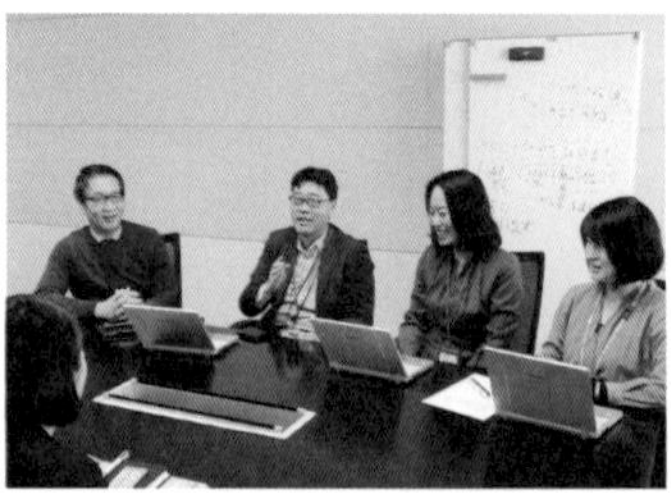

両立支援に取り組んでいる担当者に話を聞いた

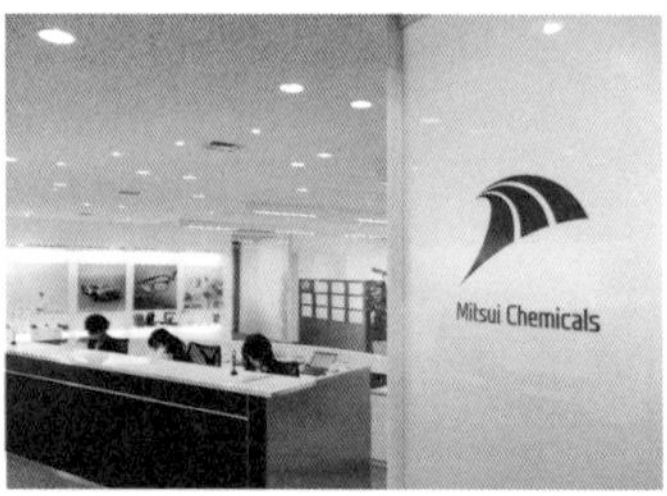

がん就労問題に積極的に取り組んでいる
三井化学株式会社

（以下、ガイドブック）のキーワードは、「患者の心に寄り添うガイドブック」です。どの企業にも、休暇や休職などさまざまな人事制度がありますが、いざという時に、どの制度が自分に適用されるのかを、正確に理解している社員は少ないと言えます。そのため、がんが発見された社員は、社内の複雑な制度から自分に適用される制度、具体的には、休暇制度や休暇期間、休職や退職に関わる制度などを一から読み取らなければなりません。三井化学ではこれまで、産業医などの健康管理室員や人事担当者が、制度の利用が必要となった社員や上司に個別にアドバイスをしていました。現在はそれに加え、ガイドブックを使用しています。ガイドブックは、病気の治療に特化した人事制度だけでなく、社内の相談窓口に加え、社外の支援機関や行政などの相談窓口も掲載し、がんが発見された際に、どのような制度が活用できるのか、どこに相談できるのかがわかるように工夫されています。

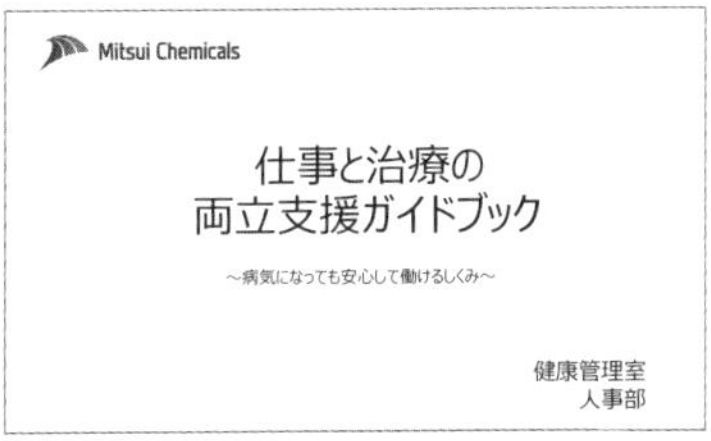
Mitsui Chemicals

仕事と治療の
両立支援ガイドブック

～病気になっても安心して働けるしくみ～

健康管理室
人事部

がん就労に関する人事制度や相談窓口をまとめたガイドブック

「ガイドブックは、本人が働きながら治療するイメージを持ちやすいよう、病気の治療事例を多用して作成しました。また、罹患した社員の

心に寄り添えるように、言葉は慎重に選びました。そして、ガイドブックの最後に、『無理して働くことは良くなく、必要時にはしっかりと休んでください』と書き添えました。このメッセージを読んで気が楽になり、安心して休むことができたという社員の声があったと聞いています」（研究開発企画管理部 健康管理室 楠本保健師）

ガイドブックのはじめのページには、次の言葉が添えられています。

「病気と診断された、あるいは入院や手術をすることになったときは、さぞかし不安なことと思います。中には、病気になったから会社を辞めなければならないのでは、と悩むこともあるかもしれません。しかし、会社の仕組みを正しく理解し、活用すれば、休みを取って治療に専念することが出来ますし、休まずに仕事をしながら治療を続ける方もいらっしゃいます。本ガイドブックは、治療をしながら仕事を続けたいという方を支援しようと作成しました」

どんな企業にも多くの人事制度がありますが、罹患した際に一目で理解できるガイドブックの作成は、多くの企業にとって、がん患者への就労支援のあり方における一つの処方箋と言えそうです。

②特別休暇制度

「がんなどを治療しながら働いている社員にも、有給休暇を治療だけでなく、個人の趣味や楽しみのためにも使ってほしい。そこで、治療しながら働くために必要な考え方を盛り込んだ、新しい休暇制度をスタートさせました」（人事部企画グループ片寄チームリーダー）

三井化学は２０１９年４月に、新しい特別休暇制度をスタートさせました。以前の特別休暇制度は、失効した有給休暇を最大60日まで積み立てて、治療などが必要な際に、有給休暇として取得するもので、使用条件は、入院などを想定して、３日以上の連続した休みに限られていました。そこで、新しい特別休暇制度では、社員の治療計画などを基に、産業医と相談した上で、半日単位で使えるようにしました。これにより、抗がん剤治療などによる半日の休みに、通常の有給休暇を使わなくてもよくなりました。

この新しい特別休暇制度ができたきっかけも、罹患した社員からの声でした。

「特別休暇制度の利用範囲が広がったことで、通常の有給休暇の残日数を気にしながら抗がん剤治療をして働いていた社員が、有給休暇を治療だけでなく、自身の趣味などのために使えるよう

になりました。社員が安心して治療を受けられ、より働きやすくなったと実感しています」(本社健康管理室 岡崎産業医)

「人事部では、治療のための時短勤務、時間単位で有給休暇が取得できる制度などの導入を検討し、仕事と治療の両立を支援していきたいと考えています」(人事部企画グループ 片寄チームリーダー)

ここで紹介した2つの取り組みは、ともに罹患した社員の声をしっかりと傾聴した上で、治療の変化も踏まえて検討されており、これが順調に立ち上がった大きな要因であると言えます。また、三井化学には8名の産業医がおり、全員が正規社員です。そのため、社員として「疾病休業を減らす」という明確な目標を掲げて、その実現に向けて取り組んでいることも大きな特徴と言えます。産業医が社員であることは、実効性の高い具体策を推進する大きな背景となっています。

復職後の課題

会社の制度を利用し、仕事内容を調整して復職をしても、その後も仕事を継続するためには、いくつかの課題があるようです。その点についても、服部さんに伺いました。

安部　復職後、仕事を継続するにあたっての課題は何でしょうか？

服部　両立支援のゴールは、復職ではありません。実は、復職してすぐ、または数か月から数年で離職していく例が多いのです。治療をしながら働くためには、患者は必要な情報を伝え、企業は適切な配慮をするためのコミュニケーションが大切で、病気の治療をしながらどの程度働けるか、周囲と共通認識を持つ必要があります。しかし、これを続けるのは簡単ではなく、感情の行き違いなどで職場にいづらくなり、次第に離職へと傾いてしまうケースがあります。個人の健康状態は非常にプライベートなことですが、周囲の人の働き方に影響する内容については伝える必要があり、患者自身も、自分の体調や気持ちをしっかりと理解しておくことが大切です。

安部　病気のリスクは誰でも持っているので、明日は我が身ですが、自分がフォローする側でそれが続くと、不公平感を持つことになりかねないと思います。その対策はどうでしょうか？

服部　患者側も、当然の権利として制度を活用するのではなく、感謝の気持ちを持って、折に触れて言葉や態度で表すことが協力を得る重要なポイントです。また、周囲のフォローを会社が承認し、負荷がかかりすぎないように調整したり、評価したりすることも大切です。この「支えてくれる人を支える」という視点は、今後の課題の一つですね。

両立支援の目的は、個人の福祉としての意味合いではなく、働き方に変化があった労働者が働き続けられる仕組みを作ることで、個人の生活支援や労働力の確保、社会保障費の削減など、社会全体によい影響を与えられることにあります。そのため、現状を反映した社会システムを作っていくことが望まれます。
※治療と仕事の両立支援については、服部さんの著書『治療と仕事の両立支援ハンドブック』（労働調査会、2018年）に詳しく書かれています。

参考文献
・島田菜穂子監修／乳がんから自分をまもるために、知っておきたいこと。日本医療企画、2014
・齊藤光江監修／ウルトラ図解 乳がん、法研、2017
・日本乳癌学会編／患者さんのための乳がん診療ガイドライン2019年版、金原出版、2019
・福田護、認定NPO法人乳房健康研究会編著／改訂版 ピンクリボンと乳がん まなびBOOK、社会保険出版社、2018
・日本乳癌学会編／乳腺腫瘍学 第2版、金原出版、2016

Work

恩田アナウンサーの場合

無理のない働き方を会社に伝える

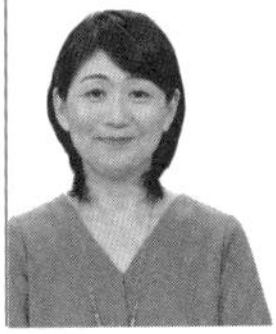

復帰直後は、午前中は腕のリハビリに通い、午後から出社していました。管理職として仕事量が増えましたが、「これ以上は体調が悪くなりそう」「ここは頑張り時」と考えながら取り組んでいます。また、身体を休めるために、基本的に土日は休みにしています。主治医と無理のない働き方について相談し、会社に伝えることが大切だと思います。

矢方美紀さんの場合

働く人と会社の相互理解が必要

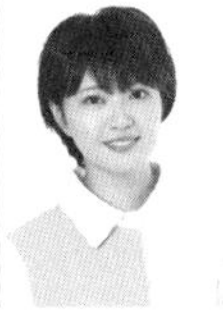

私の場合は、事務所が「仕事は仕事、治療は治療」というスタンスで考えてくれているので、とても助かっています。でも世の中には、治療に行っている間に仕事が溜まって……という人も多いようです。働く人にとっても、会社にとっても、お互いが必要な存在だと思うので、会社側は病気のことをもっと理解してほしいと思います。

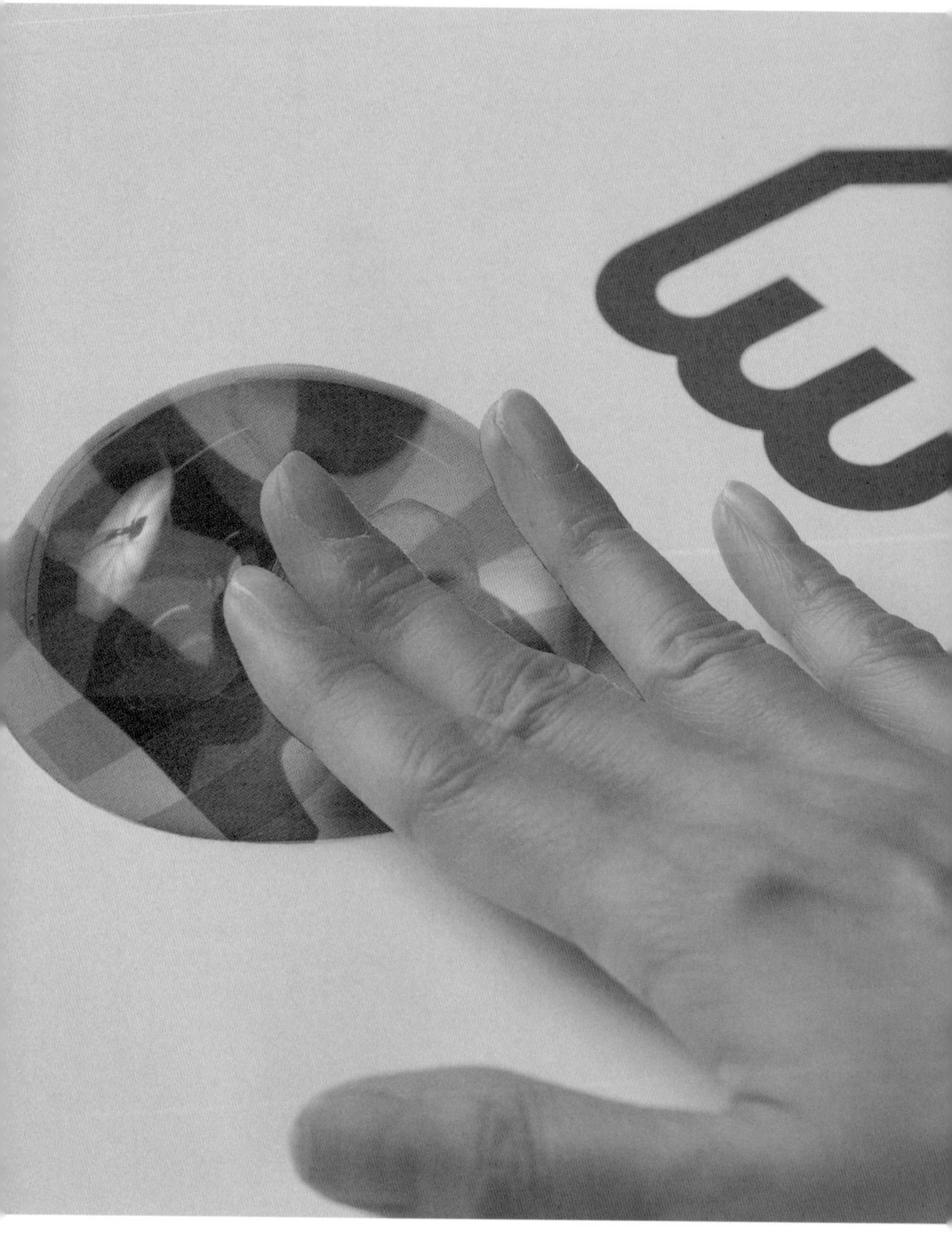

第4章

「ススメ」プロジェクトが目指すもの

「ススメ」プロジェクトを進める中で知り得た情報や
プロジェクトの成り立ちを知ることで、
さらに乳がんのこと、検診のことを考えるきっかけに。

乳がん検診「え？ そうだったんだ!!」取材記

検診の複雑さを理解し自分に合った方法を選ぼう

本章は、「ススメ」プロジェクト（以下、ススメ）を進める上で取材した情報とプロジェクトの内容について、プロジェクトリーダーを務める、安部まみこが書かせていただきます。

「乳がんについて伝える」と言うと、当初、漠然と「女性に検診を勧めればよい」と考えていました。私自身、会社の人間ドックで毎年乳がん検診を受けており、理解しているつもりでしたが、「そんな単純なものではない」ということが取材を進める中で見えてきました。

まずは乳がん検診について。

さまざまな要素が絡み合う事情を知る過程は「実はそうだったんだ！」と驚きの連続でした。とは言え、いかんせん少々ややこしい話もあるので、読み飛ばしていただいてもかまいません。しかし、192ページからの「検診について知っておきたいことのまとめ」は、ぜひ目を通していただきたいです。

実はたくさんの要素が複雑に絡み合っている乳がん検診

「とにかく検診に行けばいい」ではない？

乳がんは、やみくもに皆が皆、検診を受ければよいというものではなく、「検診には不利益を考慮する必要がある」と教えてくださったのは、藤田医科大学医療科学部放射線学科の小林茂樹教授です。

乳がんという医療に関わる分野を扱うにあたって、プロジェクトの内容について医療関係者に監修していただく必要があると判断し、中京テレビが産学連携(大学などの教育機関と民間企業が連携して事業などを行うこと)を結んでいる藤田医科大学へ協力を依頼しました。当時の学長は、たまたま私がアナウンサー・記者時代に取材をしたご縁があり、直接お願いに伺ったところ快諾していただきました。その流れで、小林先生と直接お話をすることに。小林先生は放射線学科の医師なので、レントゲンは専門分野。認定NPO法人乳房健康研究会の理事も務め、ピンクリボン活動にも携わっていらっしゃいます。

小林先生に活動を始めたい旨をお伝えすると、検診を受けることの「不利益」について、強い口調で教えてくださいました。不利益というのは、実際には乳がんではないのに、検診を受けた際に「要精密検査」という結果が出た場合などのデメリットのこと。具体的には、実際に精密検査を受けて結果が出るまでの「がんかもしれない」という不安、細胞を取る際の痛みや傷、精密検査を受けるための時間や金銭的負担、その人の寿命に影響を及ぼさないがんを発見することなどを指します。1000人が精密検査をして、たとえ1人でも乳がんの方が見つかればよいのでは、と机上では思いがちです。しかし、残りの999人の不利益は無視できるほど小さくない、というのです。

「じゃあ、どうすればいいの？」という疑問が浮かびます。残念ながら「偽陽性」、つまり実際は乳がんではないのに「要精密検査」という結果を完全には避けられず（最初の検診では確定できずに精密検査に進むわけですから）不利益をなくすことはできません。では、どうすれば「実際に乳がんを発見して治療につなげて命を守る」という利益が不利益を上回るのか？　その境界線を国は「40歳」としています。40歳は、「マンモグラフィ（乳房のレントゲン）を受けることで、死亡率が下がる」科学的根拠がある年齢。頻度は2年に1度。なぜ2年に1度かと言うと、2年に1度受けた場合に比べて、1年に1度の方が死亡率が下がるという証明ができないからだそうです。

これらを踏まえて、ススメでは、科学的根拠に基づいた国の「40歳以上の女性は、2年に1度マンモグラフィ検診を受けましょう」という方針に沿ってメッセージを発信することにしました。

検診には限界があることもまた事実

検診について細かく見る前に、大前提として知っておきたいことの一つが、「検診には限界がある」ことです。検診を受ける側は、検診に完璧を求めるし、完璧だと思い込んでしまいがちですが、今のところ、がんを１００％発見できる方法はないそうです。国が推奨するようにマンモグラフィを2年に1度受けても、がんを必ず見つけられるわけではないのが現実です。端的に言えば、乳がんがあっても、マンモグラフィで見えないケースがあります。詳細は後述しますが、「高濃度乳房」の場合、マンモグラフィでは全体的に白く写ってしまい（病変も白く写るので）病変が隠れて確認できないケースがあるそうです。また、マンモグラフィで検出できないケース、病変が小さすぎてがんとわからないケースもあれば、検診と検診の間に、進行の早い乳がんが出現するケースもあります。

それらを差し引いても、40歳以上の女性がマンモグラフィ検診を2年に1度受けることで全体の死亡率を下げることができる、だから受けたほうがよい、というわけです。

「対策型」と「任意型」って何？

検診についてリサーチをしている中で、さまざまな疑問にぶつかりました。その一つが、検診に「対策型」と「任意型」(136ページ参照)があるということ。最初に聞いた時は、「何ですか？　それ」と聞き返してしまいました。

「対策型」は、一言で言うと、自治体による住民検診のこと。死亡率を下げるのが目的で、国の方針を受けて全国の市区町村が行っています。例えば名古屋市では、40歳以上の女性が2年に1度、マンモグラフィをワンコインで受けられるなど(40、45、50歳などキリのいい年齢では無料)、公平に受けられる公共的な医療サービスとして行われています。これを実施することで「全体」の死亡率を下げられる、と科学的根拠を持って言えます。だから税金を投入しましょう、というわけです。

一方、「任意型」は、対策型「以外」の検診のこと。病院などで個人的に受ける検診や人間ドックなど種類はさまざまです。職場で受ける健康診断も該当します。費用は自己負担(会社や健康保険組合を含む)が基本で、個人の状況や希望に合わせて受けられるメリットがあります。

ここで大切なのが、「検診」はあくまで「自覚症状がない」人が受けるものだということです。症状がある場合、保険適用で診察を受けることになります。症状があれば、男女を問わず、検診ではなく、乳腺の専門医療機関で早く診察してもらうことが重要です。これは強調したいポイントです。

「高濃度乳房」の誤解

「高濃度乳房」という言葉を聞いたことがありましたか？　第3章「知っておきたい乳がんのこと」で触れたように（138ページ参照）、高濃度乳房は乳腺が豊富でマンモグラフィで白く濃く写る乳房を表す言葉で、病気ではありません。一般的に、年齢が低い方は乳腺が多く、年齢を重ねると乳腺が減少し乳房の構成（乳腺と脂肪の割合）が変化して、濃度が下がってくるそうです。確かに、若い時は乳房がパンと張っているけれど、年齢とともに柔らかくなって下がってくる――身に覚えがあります。では、高濃度乳房の人はどれくらいいるのでしょうか？　全国規模での調査は行われていませんが、2014年度の福井県と愛知県の住民検診の集計（40歳以上の女性2万2493人）において、約40％が高濃度乳房だったというデータがあります。

なぜ高濃度乳房を取り上げるのかと言うと、乳腺の割合が高いとマンモグラフィでは白く写り、病変があっても同じく白く写るため乳腺に隠れて発見できないケースがあるからです。つまり、実際にはがんがあるのに、検診で「異常なし」とされる「偽陰性」の可能性があります。

乳房の濃度に関する情報伝達のイメージ

※乳房の濃度：マンモグラフィの写真上の白黒の程度。
白く濃く写るものを濃度が高い、黒く写るものを濃度が低いと表現

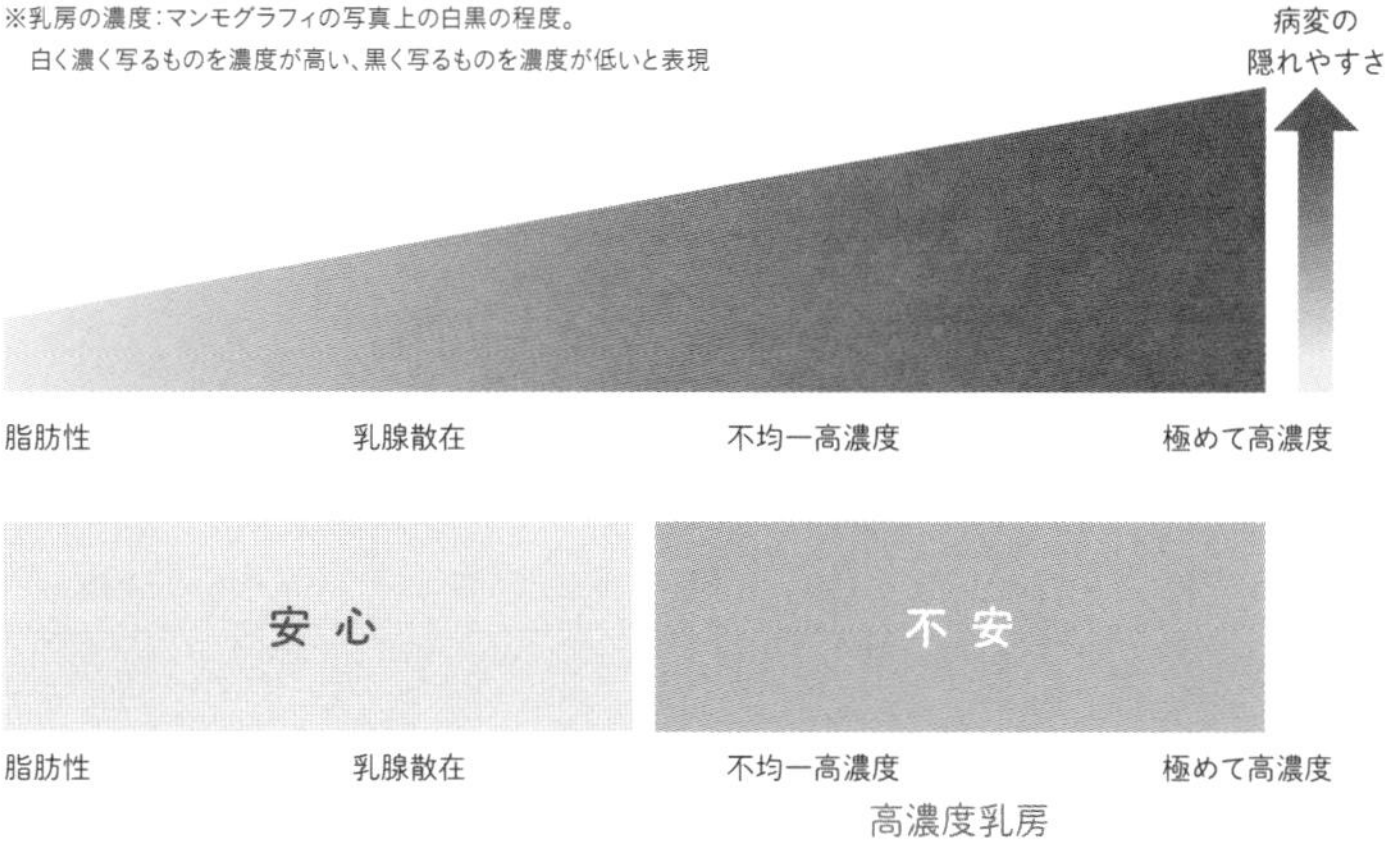

厚生労働省：第29回がん検診のあり方に関する検討会資料1「乳がん検診の適切な情報提供に関する研究」（令和元年11月13日）より改変

ここで注意したいのが、「高濃度乳房だからと言って、病変が発見できないわけではない」ということです。乳房濃度は、高い人からそうではない人までさまざまで、それを途中で線引きをして「高濃度乳房」と「高濃度乳房ではない」に分けています（139ページ「乳房の構成の分類」の画像参照）。そして、乳房濃度の「度合い」は、がんの写りにくさに関わってきます。つまり、言葉では「高濃度乳房」と表される集団の中にも、マンモグラフィでがんが非常に見えにくい人もいれば、部分的に見えにくい人もいるなど、見えにくさにはムラがあり、全く見えないということではあ

りません。

前述した福井県と愛知県の住民検診の調査で高濃度乳房と判断された40歳以上の女性約40％のうち、「極めて高濃度」は2％だけで、「不均一高濃度」は35％だったそうです。

高濃度乳房の取材で、日本乳癌検診学会の理事である恩賜財団福井県済生会病院の笠原善郎《よしお》副院長にお話を伺う機会がありました。笠原先生は、「高濃度乳房」という言葉が独り歩きしている状況を心配されていました。「高濃度乳房であること自体が問題ではなく、高濃度乳房だとマンモグラフィで乳がんが写りにくい可能性がある。それも、全く写らないわけではなく、『見えにくさにムラがある』ところまで理解してほしい。その上で、検診で『異常なし』と通知されても、自分の乳房の状態に普段から注意を払って、異変があればすぐに医療機関を受診するなど、有益な行動をとってほしい」とおっしゃっていました。

議論の焦点は「高濃度乳房の通知」

高濃度乳房については、どう「通知」するか議論が続いています。メディアでも取り上げられる機会が増えていて、特にアジアの女性に多いそうです。

リサーチしている中で「新聞社の医療担当記者は最新情報に詳しいに違いない」と考え、新聞社で乳がんに関する取材を担当している女性記者に話を聞きました。その記者が注目していたのが、厚生労働省の「がん検診のあり方に関する検討会」で議論されている「高濃度乳房の通知」でした。検診で高濃度乳房とわかった場合、本人にそれを伝えるかどうか、伝えるとしたら何と伝えるかが話し合われています。２０１８年の年初に、間もなく結論が出そうだと聞いたのですが、１年半ほど経った２０１９年11月の検討会資料には、「対策型検診（住民検診）において（中略）一律に通知することは現時点では時期尚早」という提言が出されています。実態は、通知するかどうかは検診を実施している自治体の判断に任されています。提言には、検診の受診者にきちんと説明や指導ができる体制を整備してほしいとも書かれています。受診者からこう聞かれた場合、こう答えるのが望ましいという、いわゆるQ＆A集の資料も出されています。

これらを調べていて改めて考えさせられるのは、「明確な出口、対応策がないものは、知らせてもただ不安を煽る可能性がありデメリットが大きい」ということです。言い換えれば、「じゃあ、どうすればいいの？」に対する答えがない以上、高濃度乳房であるという事実自体をまだ持ち出さないほうがよいということです。私自身、これに異論はなく、「一律」に通知することで、情報が断片的に伝わった場合、誤解を招いて不安を煽るなどのデメリットが大きいというのは理解できます。提言は、今後、高濃度乳房の人に、「こうしてください」という次のステップをしっかりと示せる体制が整った上で、通知が実施されるのが望ましいとしています。いずれは、乳腺の多さがマンモグラフィにおける病変の写りにくさに関わっていることが広く知られ、乳房濃度の「度合い」を伝える方向に進んでいくのでしょう。ただ、時間は過ぎていくので、個人において「自分の命を守るために今できる精いっぱいの行動」を考えた時に、高濃度乳房のことを知らないよりは知っておくと気をつけ方が違ってくるのでは……との思いも拭えません。「せっかく検診を受けて情報があるのだったら、もったいないなぁ」と思います。

実際には、住民検診の結果を伝える時に、高濃度乳房かどうかをすでに通知している自治体もあれば、通知していなくても、問い合わせをすれば教えてくれる自治体もあります。個人で受ける場合は、結果を聞く際に教えてもらえばいいので、乳房には「高濃度」という状態があることを、知らないよりは知っておいたほうがよいのではないか。そして、自分の乳房の構成（乳腺と脂肪の割合）がどれくらいなのかを知った上で、その次の行動を自分で選べばよいのではないか、と私は考えています。

超音波（エコー）検査について

国が推奨するマンモグラフィと並んで、乳がん検診として一般的なのが超音波検査です。しこりがあるかどうかの診断に有効だそうで、高濃度乳房の場合、マンモグラフィでは画像上、病変が隠れて発見できないケースがあると前述しましたが、超音波検査では発見できるケースがあるそうです。よって、高濃度乳房の場合、「マンモグラフィでは病変があっても写りにくいので、超音波検査も受けたほうが発見できるがんが増える」と、ここまでは言えるそうです。

ただし、です。今のところ、マンモグラフィに加えて超音波検査をすることで「死亡率が下がる」かどうかは研究段階で、明確なデータがない……。私はこれを飲み込むのに少々時間がかかりました。つまり、マンモグラフィと超音波検査の両方を実施すると、マンモグラフィのみの時と比べて見つかるがんは増える。とは言え、亡くなる人を減らせるかどうかは、まだはっきりとした証拠がない、というのです。よって、税金を使った住民検診に超音波検査を一律には取り入れられず（一部の自治体では実施しています）、基本的には個人で受けることになり、費用は自己負担です。その上、超音波検査を受けて、実際はがんではないのに要精密検査となってしまうなどの「不利益」（171ページ『とにかく検診に行けばいい』ではない？」と同じです）が増えることになり、デメリットが膨らむ可能性があるのです。

超音波検査をマンモグラフィと併用することで死亡率が下がるかどうか。これは研究が進んでいて、あと数年で何らかの結果が出そうだと聞きました。この結果が出れば、高濃度乳房の通知についての議論が一歩進むと予想されます。

超音波検査についてリサーチを進めると、もう一つ、検査する側の受け入れ体制も課題なのだと見えてきました。まず、物理的な課題は、超音波検査をする臨床検査技師の数が十分ではないことです。次に、検査の精度の面にも課題があります。マンモグラフィの場合は、レントゲンを専門医など複数で確認することができます。それに対して、超音波検査は、検査部位に超音波を当て、それにより画面に映し出された画像から臨床検査技師が気になる部分を撮影するのが基本。そのため、技師一人の技量に頼る部分が大きくなります。臨床検査技師の養成が進められているそうですが、高濃度乳房と知った方たちが、超音波検査を受けようと押し寄せた場合、すべて受け入れられるのか、検査の精度は十分なのか、「量と質」両方の課題が横たわっています。

「がん検診のあり方に関する検討会」の提言には、高濃度乳房の通知について「対象者（高濃度乳房の人）の対応が明示できる体制が整った上で、実施されることが望ましい」とあります。この「体制」とは、超音波検査とマンモグラフィの併用により死亡率を下げられるという明確なデータ、自治体の検診担当者の高濃度乳房に対する理解、説明できる体制、超音波検査を行える施設のさらなる整備などを指していると見られます。これらが整うのは、どれくらい先になるのでしょうか？

そして、結局同じ話につながってしまいますが、個人において「乳がんから自分の命を守るために今できる精いっぱいの行動」を考えた時に、マンモグラフィと超音波検査を両方やっておきたいよね……という方も多いのではないでしょうか。

マスコミが騒ぐのは迷惑!?

ある有名人の乳がん公表後は、「そりゃもう、大変だった」と病院関係者や乳がん経験者から聞きました。一時期、検査を受けられる機関に20代、30代も含めて大勢が押し寄せて、検査を受ける必要性が高い人が予約できなくなる事態になったそうです。関心が高まるのはいいことだけれど、まだ検査を受ける必要性の低い人が、必要性の高い人の邪魔をした形に……悩ましいところです。

前述した、超音波検査の「量と質」の課題を知った時と同じように、専門医や検査機関などの「医療資源」には限りがある。理想論を掲げるだけでは解決しない現実に目を向ける必要があると痛感しました。毎年10月はピンクリボン月間で、さまざまな企業や団体が乳がんについて伝える活動をします。検診専門のクリニック関係者によると、10月は検診に来る人が増えるけれど、他の時期は10月と比べると少ないとのことで、「年間を通して平均的に来てくれるといいのだけどね～」とおっしゃっていたのが印象的でした。

検診の複雑さを深堀り

前項まで、検診についてなかなか一言では語れない状況をお伝えしてきましたが、取材をする中で「そうだったんだ！」と思った検診の複雑さを、さらに深堀りします。本項は、恩賜財団福井県済生会病院の笠原善郎副院長に伺ったお話をベースにしています。

「過剰診断」って何？

初めて「過剰診断」と聞いて、「診断が過剰ってどういうこと？　がんじゃないのにがんと診断すること？」と誤解しそうになりました。端的に言うと、過剰診断とは「その人の寿命に影響を及ぼさないがんまで見つけてしまうこと」です。がんの中には成長が極めて遅く、命への影響がほとんどないものや、高齢で残された時間にほとんど影響しないものもあり、それらを見つけてがんの診断をすることなどです。それらの「過剰診断」がどれくらいの割合で起こっているのかというと、マンモグラフィ検診の30年間の効果研究などから、発見されたがんの10～30％強との見方がされているようです。過剰診断の場合、検診を受けなければ、がんと診断されることによる肉体的・精神的な負担を受けずに過ごせた可能性を否定できません。だからと言って、検診を受けても意味がないと言いたいわけではありません。

ここで特に重要なのは、自分の身体の中にがんがあるとわかった時に、そのがんが寿命に影響するか否か、それは誰にもわからないということです。人生を終える時に振り返って「進行が極めて遅いタイプのがんだった」とは言えても、見つかった時点では、専門医であっても、そのがんが寿命に影響を与えるかそうでないか、確定的には言えないのです。

ですので、恩田アナが第1章のインタビューで話していたように（93ページ参照）、「一生悪さをしないがんである可能性も少しはあるけれども、命を脅かす可能性が高い以上、自分の命を守る可能性を高めたいなら、早く見つけて治療をする」と考えて選択する必要があります。

要精密検査という通知が来ても乳がんと診断されるのはごく一部

「検診を受けたら『要精密検査』の通知が来て、次の検査の結果が出るまで不安で……」という声を聞きます。そりゃそうです。しかし、取材する中で、「誤解していた！」と思ったことの一つが、要精密検査となった人のうち、最終的に乳がんと確定診断される人はごく一部だという事実です。

日本の乳がん検診において、1000人検診を受けたとして、要精密検査となるのは68・4人。そのうち、最終的に乳がんと診断されるのは2.8人、確率にして4％です（平成29年度地域保健・健康増進事業報告より）。つまり、要精密検査の通知を受けた人の96％にあたる65・6人は、最終的には乳がんと診断されない「偽陽性」だったわけです。

要精密検査の通知を受け取ったら、「かなり高い確率で自分は乳がんなのではないか」という気持ちになりますが、乳がんと診断されるのは要精密検査となった人のうちの4％という数字を見ると、そう思うのはまだ早いと言えそうです。これは、感覚的に誤解している人が多いのではないかと思いました。

検診のデメリットを詳しく見てみる

前項で述べた、要精密検査の通知を受けても実際に乳がんと診断されるのはごく一部という事実から浮かぶ問題が、検診のデメリット。具体的なデメリットの内容として、マンモグラフィ検診で要精密検査と通知された人の96％が、乳がんではなかったのに、次の検査結果が出るまでの間に不安になったり、追加の検査で時間を使ったり、費用がかかったりすることが挙げられます。

また、前述した乳腺の割合が高い「高濃度乳房」のケースでは、マンモグラフィでがんが確認できず「異常なし」という通知が来て安心してしまう弊害も指摘されています。「異常なし」と通知されたことで、何か症状が出ても「検診で異常はなかったから、乳がんではない。大丈夫」と思い込んで、診察が遅れる場合があるというのです。そして、進行が早く急速に大きくなるタイプの乳がんが発生して異変を感じたとしても、前回の検診で「異常なし」と通知を受けたことで「乳がんではない」と自分で判断してしまい、診察が遅れる場合も考えられます。さらに、マンモグラフィは被ばく線量の少ない検査ですが、あまり頻繁に受けると、影響が無視できなくなる可能性があるそうです。

一方で、乳がんと確定診断された人の中には、前述したように寿命に影響を与えないがんが見つかってしまった人もいる可能性があります。その場合、もし見つからなければ、自分はがんであるとの認識を持たずに寿命を全うできたかもしれないと考えると、これもデメリットの一つと言えます。何事も単純ではないとわかっているつもりですが、検診について聞けば聞くほど、多くの要因が複雑に絡み合っている状況にため息をつきたくなりました。

それに対する検診のメリットは「死亡率の減少」。40歳以上の女性がマンモグラフィ検診を受けることにより、全体の死亡率が約20％下がるというデータがあるそうです。

これらのメリット・デメリットを総合的に判断して、日本では、40歳以上の女性に対して、2年に1度、マンモグラフィ検診を受けることを推奨しています。

「早期発見・早期治療」の誤解

「早期発見・早期治療に何の誤解があるというの？」という声が聞こえてきそうです。私自身、笠原先生を訪ねた時、最初のやり取りで面食らいました。

笠原　乳がん検診の目的は、「全体の死亡率の減少」で、「早期発見」ではありません。

安部　（え？　何が違うの⁇）

笠原　早期発見・早期治療は、死亡率を減少させるための、あくまで「手段」です。

安部　（つまり？）

笠原　早期発見することが、必ずしも死亡率の減少につながるとは限りません。

安部　（ふむふむ……）

何が何でも早く見つけることを目指し、見つけるのが早ければ早いほどよいと考えると、「より精密で発見率が高い検査」を「頻繁に行う」ことが最良の方法となります。しかし、早期発見のために、死亡率の減少につながらないほど小さいがんや、進行が極めて遅く、命に影響を与えないがんをたくさん見つけても、前述したデメリットばかりが増えるというわけです。もちろん、個人的に自費で選択するのは自由です。

笠原先生は「検診自体の目的は『死亡率を減少させること』だけれども、受ける個人は、『早期発見』が目的だと思っています。その認識の違いがあるのですよ」とおっしゃっていました。

ここで一つ、思い出しました。

「検診は、症状がない人が受けるもの。症状がある場合は、次の検診を待たずに速やかに専門医療機関で診察を受けることが大切」。そこから考えると、検診の存在意義・価値は「症状がない段階でがんを見つけられたからこそ命が助かった」という人を増やして、全体の死亡率減少につなげることにあります。この核心部分を漠然と捉えていました。そして、症状がない段階で見つけられたから「こそ」の部分が、検診を語る上で、複雑さを生んでいるのだと気づきました。

では、検診を受けて死亡率の減少につながるとはどういうことか考えてみます。ある一人の女性が乳がんにかかったとします。無症状で検診で見つかるのと、症状が出てから受診して見つかるのを比べた時に、治療の進歩のおかげで、どちらでも命が助かるという場合、検診によって死亡率が下がったとは言えません。

他にも、がんの進行が遅く、症状が出てから見つけても命が助かるケース、前述した「過剰診断」にあたる、寿命に影響を与えないがんを見つけてしまうケース。これらも検診でがんを見つけたことによって死亡率が下がったとは言えません。

逆に、検診で見つけて治療をしても、悪性度が高くて命を落としてしまうケースもあります。これも、検診で死亡率を下げられたことにはつながりません。

一方で、症状が出てからでは手遅れで、検診で見つかるからこそ助かる命も当然あり、これは死亡率の減少に直結します。この「検診で見つかるからこそ助かる命」を、検診のデメリットを考慮しながら増やす方法が、検診を設計する上で考えられているというわけです。

「早期発見・早期治療」について個人の視点で考えると、自分がもし乳がんとわかった場合に、そのがんが未来にどんな影響を与えるのか、正確にはわかりません。自分の命を守れる可能性を高めるためには、やはり定期的に検診を受けることが大切です。私個人の考えですが、なるべく早く見つけたいなと思います。早期発見ではなくても命を守ることができるかもしれませんが、より早く見つけたほうが、身体的、精神的、経済的に負担の少ない治療で治る可能性が高まるのであれば、やっぱり早く見つけたいよなぁと思ってしまいます。

そして、症状が出たら、次の検診を待たずに早急に専門医療機関を受診する。その「症状」にいち早く気づくために「セルフチェック」をする。これらを覚えておき、実行することが重要です。

検診について知っておきたいことのまとめ

前項では、取材を進める中で気づいた検診の複雑さについて述べました。それを踏まえて、ここでは乳がんから自分の命を守るためにできる、現実的な行動について考えてみます。

乳がんのリスクを下げる

✓前提として、乳がんを完全に予防する現実的な方法はないそうです。乳がんができる前に乳腺をすべて切除するという方法もありますが、現実的ではないですよね。リスクを下げるためにできることは、「健康的な生活を送る」が基本です。

女性は40歳になったらマンモグラフィ検診を受ける

✓少なくとも2年に1度、できれば1年に1度、マンモグラフィを受けましょう。しかし、例外があります。身内に複数の乳がん経験者がいる場合です。乳がんは遺伝の影響があることがわかっていて、該当する場合はリスクが高い可能性があるので、40歳を待たずに検診について専門医に相談しましょう。男性の発症は、遺伝の影響が大きいと言われています。

マンモグラフィ検診に関連して覚えておきたいこと

✓マンモグラフィに写らない乳がんもあります（高濃度乳房の偽陰性の可能性など）。

✓進行の早い乳がんが、検診と検診との間に出現する可能性もあります。

異常なしという結果が出ても、安心はほどほどにして、異変があればすぐに専門医療機関を受診しましょう。

✓要精密検査という結果が出ても、最終的に乳がんと診断されるのはごく一部です。
心配しすぎないようにし、次の検査に進みましょう。

20歳からは、月に1度のセルフチェックを習慣に

いち早く異変に気づくために、セルフチェック（130ページ参照）を習慣化し、気づきやすい状況を整えましょう。マンモグラフィ検診が推奨されているのは40歳以上の女性ですが、まれとは言え、40歳未満で罹患する方もいらっしゃいます。20歳を過ぎたらセルフチェックを。

異変に気づいたら、速やかに専門医療機関を受診

次の検診を待たずに、迷わず行動することが大切です。

補足

乳腺の割合が高くて（高濃度乳房）マンモグラフィで病変が写りにくいことがわかった場合、超音波検査を受けるという選択肢があります。基本的には自費となります。超音波検査も受けると、マンモグラフィ単独よりも、見つかるがんが増えることがわかっています。ただ、超音波検査も加えることによって死亡率の減少につながるかどうかは、明確になっていないそうです。それを理

解した上で、選択することが大切です。また、がんが見つかったとして、進行が極めて遅いなど治療しなくても命には影響しないタイプも存在します。しかし、見つかった時点では、そのタイプのがんかどうかはわかりません。がんから命を守る可能性を高めたいと考えるのであれば、標準治療（科学的に効果が証明された最新治療）を受けることが必要です。

国立がん研究センターの発表によると、13種類のがんを早期に高い精度で発見できるという血液検査の研究も進んでいるとのことです。いずれそう遠くない将来、血液検査だけでがんを見つけられるかもしれません。そんな研究を聞くと「だったらそれを受ければいいや」と思いたくなりますが、あくまで研究段階。検査方法が確立して実用化され、広く使われるまでは、ややこしくても、さまざまな状況を理解した上で、自分に合ったチェック方法を主体的に選ぶことが大切です。

信頼できる情報をどこから得るか

「検診」について調べてみると、いろいろな要素が絡み合っていました。治療に入る前の検診についてだけで、です。振り返ってみると、信頼できる情報源として、国立がん研究センターがん対策情報センターが運営するサイト「がん情報サービス」(ganjoho.jp/public/index.html)は基本中の基本。そして日本乳癌学会が発行している書籍『患者さんのための乳がん診療ガイドライン』も非常に参考になりました。これは、専門医が一般の方向けに乳がんに関する情報をわかりやすく解説したもので、日本乳癌学会のホームページでも公開されています(jbcs.gr.jp/guidline/p2019/guidline/)。患者のみならず、一般的な知識として役立つ内容ですが、ススメを立ち上げようと思わなければ、このガイドラインの存在自体、私自身も知らないままだったかもしれません。インターネット検索は手軽なので、リサーチの際、時間を多く使ってしまいがちでしたが、「信頼できる情報をどこから得ればよいのかを知っておくことも大事だよなぁ」と改めて感じました。

災害の時も、「必要なことは国や自治体、学校、マスコミも含めて、誰かがわかるように教えてくれる。最終的には誰かが助けてくれる」と思いがちです。しかし、受け身の姿勢でいて「誰も言ってくれなかった」では、取り返しがつかないことになりかねません。「そこは公的機関がやるべきだ」という方もいるかもしれませんが、限界があります。必要な情報は、信頼できる情報源から自分で得て生かすという姿勢が大切だと、乳がんを調べていて改めて実感しました。

「ススメ」プロジェクトの成り立ち

乳がんで悲しむ人を一人でも減らすために

ススメは、中京テレビが2018年に社会貢献活動として立ち上げた、
乳がんについて伝えるプロジェクトです。
社内の男女混合メンバーで構成され、乳腺の専門医やクリエイティブチームなど、
社外の協力もいただきながら、
「乳がんで悲しむ人を一人でも減らす」ことを目指して活動を続けています。
プロジェクトに関わる人のさまざまな思いに触れることで、
乳がんのことを考えるきっかけになれば幸いです。

なぜ乳がんについて伝えることに？

中京テレビだからできる社会貢献活動とは？

ここからは、ススメの具体的な活動内容を紹介します。私、安部まみこがプロジェクトリーダーを務めているのは、所属する部署の業務内容が関係しています。

私は恩田千佐子アナウンサーの5年後輩で、アナウンス部15年、報道局4年を経て、現在はコーポレートコミュニケーション部という部署で、「会社広報」と「社会貢献活動」を主に担当しています。

会社広報というのは、会社として何か広報をする場合の窓口。問題が起こった場合に（ないほうがいいですが）、他のマスコミからの問い合わせに対応する部署です。そう……、記事の最後に、「○○の広報担当者は『再発防止に努めてまいります』とコメントしました」などと話したことを引用されたり、万が一緊急会見なんてことになると、会見を仕切ったりする広報担当者と同じ立場です。

そんな広報に加えて、もう一つの業務の柱が「社会貢献活動」。恩田アナウンサーが乳がんの手術・治療をしていた頃、部署内では中京テレビの社会貢献活動をいったんゼロベースで見直して、再構築しようというタイミングでした。企業の社会貢献活動は、よく「CSR（Corporate Social Responsibility）」と言われ、「企業の社会的責任」と訳されます。例えば、環境対策でごみ拾い、木を植えるなどが頭に浮かびますが、なかなか「自分たちはこれ！」と思えるアイデアは出てきませんでした。現場を中心となって動かす部署の部長が集まる会議でも、決め切れないままでした。

「中京テレビらしく」「中京テレビだからできること」とは何か……。

立ち上げのきっかけは、後輩アナウンサーの表情

ススメの立ち上げのきっかけは、私が手術後の恩田アナウンサーのお見舞いに行った時の光景です。お見舞いには後輩と3人で行きました。術後数日にも関わらず、恩田さんの話しぶりは声も表情もいつもどおり。がんが見つかった時のこと、がんのタイプ、手術のこと、再建のことなど、資料を見せながら説明してくれました。恩田さんのサービス精神がそうさせたのだと思います。

すると、後輩の一人が次々と質問をして、徐々に自分の心配をしはじめて……真剣な表情でした。

滞在時間が延びて「恩田さんに負担をかけすぎなのでは?」と心配になってきました。それと同時に、「後輩のように、乳がんについて知りたいけれど知る機会がない人、知っているようでよく知らない人が案外多いのでは?」と思いました。乳がんの情報は、多くあふれているように見えても、基本情報が案外伝わっていないのではないか……。

それからすぐに直属の上司である部長に相談したところ、リサーチをしてみることになりました。インターネットや文献などをあたりながら、今度は部長の上司にあたる局長に話してみました。局長は他部署の女性部長から(彼女は、恩田アナ出産の時に密着取材をしたディレクターです)、「恩ちゃんがこういうことになり、中京テレビはもっと乳がんについて伝えるべきです!」と言われた矢先だったとのこと。ほぼ同時に身近な2人から同じことを言われたのが効いたのか、局長は「やろう!」との思いを強めて、即決。単純に聞こえてしまうかもしれませんが、この勢いに押される形で、私は迷っている時間もなく、本格的な準備をすることになったのです。

「ススメ」プロジェクトができること

相乗効果を目指す

乳がんについて伝える活動については、日本でもNPO法人や医療機関など、さまざまな立場の方々が行っています。私自身、医師、患者さん、啓発のための名古屋城のピンクのライトアップ、3Dマンモグラフィの体験レポートなど、報道分野での取材経験がありました。その時のことを思い出しながら、インターネットや書籍などで情報を集めるのと並行して、長年乳がんの啓発に取り組んできた、東京に拠点があるNPO法人に出向き、活動の歴史や内容について教えていただく機会がありました。

さまざまな展開をしている中で、ある一つのイベントの話が印象に残りました。イベントの来場者は患者さんやその家族など関心が高い方が中心で、今後さらに、普段、乳がんの情報に接する機会が少ない方々へ裾野を広げていきたいとのことでした。この「普段、乳がんの情報に接する機会が少ない方々に伝える」という点において、先輩方の活動にテレビ局の特性や強みを加えることで、全体として相乗効果を生むことができないか？　と考えました。

経営会議で提案してみた

思い立ったはいいけれど、会社に認めてもらえなければ活動は始められません。次年度の予算申請が迫る中、経営会議で自らプレゼンをすることになりました。

経営会議では、中京テレビの放送エリアである、愛知県・岐阜県・三重県から乳がんで悲しむ人を一人でも減らすことを目指す、そして「放送」「インターネット」「イベント」を組み合わせて伝えるという大きく2つの方針を出しました。乳がんで悲しむ「人」を減らすとしたのには理由があり、「女性だけでなく、男性にも影響がありますよ」という意味を込めたからです。

リサーチをしていて特に感じたのが、乳がんと聞いた途端に「あぁ、女性の話でしょ。あれね」という反応が多かったことです。しかし考えてみたら、自分の大切な女性が体調を大きく崩してしまったら、男性にも影響が及びます。情緒的なことはもちろんのこと、妻に何かあったら途端に生活が回らない……、部下や上司、同僚に何かあったら仕事が回らない……、母親や娘に何かあったらどうしよう……と思う男性は多いはずです。他人事ではありません。男性こそ、大切な女性に「お願いだから検診を受けてください」と言ってもよいのでは……と言いたくもなってきます。そして活動をしていて意外なほど知られていないなぁと思うのは、まれとは言え、男性も乳がんにかかる可能性がゼロではないということ。ますます他人事ではありません。

経営会議で私からの話が終わると、経営陣から質問が飛びました。すでに多くの企業が乳がん啓発に取り組んでいる状況で中京テレビが活動する意味は何か、中京テレビのオリジナル性をどのように打ち出すか、さまざまな病気がある中でなぜ乳がんなのかという指摘がありました。そして、恩田アナウンサーありきの活動にはしないようにと釘を刺されたのをよく覚えています。これは、彼女の今後の体調がわからない中で、負担をかけすぎないように、恩田アナの協力がないと成立しない内容にはしないようにとの指示だと理解しました。

恩田さんの参加については、抗がん剤治療中に、体調が落ち着いたタイミングで私が恩田さんの自宅を訪れ、「体調が許す範囲で参加をする」と了承を得ました。しかし、復帰の時期や復帰後の働き方のペースも不透明である上、次第に「乳がんの経験はもう話したくない」など、気持ちが変わることも想定し、本人に「気持ちが変わったらいつでも言ってくださいね」と伝えました。

乳がんについて伝える活動を始めるにあたり、会社として長期の視点でどう取り組むのか、プロジェクトの「位置づけ」が問われました。部内で検討し、中京テレビのスローガンである「あなたの真ん中へ。」を具現化する象徴の一つとしました。中京テレビのあらゆる活動は、地域の皆様や取引先などの「心の真ん中」を目指して行っています。その中でも、社会貢献活動のススメは、「あなたの真ん中へ。」を実践する象徴の一つという考え方です。最終的に、「健康分野」で社会貢献活動を続けること、その最初のテーマを「乳がん」と決めて、了承を得ることができました。

何かのついでに知ってほしい

リサーチや経営会議を経て、中京テレビがやる意味がはっきりとしてきました。

乳がんの罹患者は30代後半から急激に増えて、40代後半で最初のピークを迎えます。他のがんに比べて罹患する年齢が低いので、早期発見するためには、「まだまだ大きな病気なんて他人事」

と思いがちな若いうちから、関心を持ってチェックすることが大切です。中京テレビは、番組やイベントなど日頃の事業活動の中で、子育て世代を中心に多くの接点を持たせていただいています。その機会を生かして、普段、乳がんの情報に接する機会が少ない方に「何かのついで」に伝えることができれば、「中京テレビだからできること」になるのではないかと思い至りました。この「普段、乳がんの情報に接する機会が少ない方に伝える」という視点は、迷った時に戻る原点です。

また、「検診」に行く動機として、「知り合いが行った」「知り合いに勧められた」などが多いという話を聞きました。活動の中で恩田アナを前面には出さないとしても、30年にわたるアナウンサー生活の中で、地域の皆様から「近所の人」という感覚で親しみを覚えていただいている彼女のメッセージは、「知り合いの経験」「知り合いの勧め」に近い意味を持つのではないかと思ったのです。

そして、当初はすでに行われている活動に参加する形で活動をスタートしようと考えていましたが、中京テレビのオリジナル性を表す、新たなプロジェクト名を打ち出すことになりました。

「ススメ」プロジェクト誕生

社内プロジェクトを立ち上げる

中京テレビの新たな社会貢献活動として、乳がんについて伝えるということは決まりましたが、私の所属するコーポレートコミュニケーション部の業務範囲だけでは限界があります。そこで、全社のさまざまな活動を通して発信することを想定し、社内プロジェクトの立ち上げを提案しました。乳がんというテーマや恩田アナとの絡みを考えると、報道局やアナウンス部の協力は欠かせません。また、イベントでブースを出すなどの展開を考えると事業部、スポット（CM枠）を流すとなると営業局の協力も必要かもしれない。そして、すべてに関わってくるのが編成部……。ということで、協力が必要な部署は固まりました。

続いて部長と話し合ったのが、「女性のプロジェクト」にするかどうか。私は以前、女性の働き方を考えるプロジェクトのメンバー（全員女性）だった経験があり、同じように女性で固めるのか、それとも男性もメンバーに入れたいのかを考えてみました。結論は、女性を中心にしつつ、男性メンバーの意見も取り入れることにしました。乳がんは女性だけの問題ではなく、男性にも知って考えてほしいとの思いでこのプロジェクトを企画・提案したので、男性にも受け入れられる発信をするためには、男性メンバーの意見も必要だと考えました。各部署に相談し、最終的に、恩田アナを含む女性5人、男性2人の合計7人のメンバーでスタートすることになりました。

クリエイティブの精鋭たちの力を借りる

社内プロジェクトを固めると同時に、コンテンツ製作を担ってくれるクリエイティブチームが必要でした。コーポレートコミュニケーション部でこれまでお付き合いのある方数名に企画主旨を伝えて、プロジェクト名やデザインなどを提案してもらいました。検討した結果、電通中部支社のクリエイティブチームにお願いすることに決定。実際に製作を担当する女性中心のチームと話し合いを進める中で、チームの考え方や姿勢から「この方々と組んでみたい」との思いを強めていきました。今となっては、その時の感覚、勘のようなものは、間違っていなかったな、と思っています。

これって運命!? 喜島祐子教授の協力

もう一方、プロジェクトの信頼性を大きく支えてくださっているのが、藤田医科大学医学部乳腺外科学講座の喜島祐子教授です。ススメのほぼすべての製作物をチェックしていただき、医療の側面からアドバイスしてくださっています。

中京テレビは藤田医科大学と産学連携をしている関係で、当時の学長にススメにご協力いただく専門医の紹介をお願いした際に、「ぴったりの方が間もなく着任されます」と伺いました。その「ぴったりの方」が喜島先生です。鹿児島県出身の喜島先生はもともと鹿児島大学に所属されていて、2018年の8月に藤田医科大学に着任予定。プロジェクトの外部発信を2018年10月と決めて準備をしていた私は、8月になってから先生と初めてお話をするのでは間に合わないと思い、焦りました。学長の了承は得たものの、本当にご協力いただけるか不安がありました。

考え込んでいても仕方がないので、鹿児島まで会いに行こうかと思っていたところ、5月に京都で乳がんに関する学会が開かれることがわかりました。そこで、学会の開催日に合わせて京都に行き、喜島先生が鹿児島にお帰りになる直前、宿泊先のホテルでお会いすることになりました。バリバリの女性専門医……勝手に近寄りがたいイメージを膨らませていたら、キョロキョロしている私に向かって手を振っている可憐な女性の姿が目に飛び込んできました。イメージと少々違いましたが、確かに喜島先生です。その後、ホテルのカフェでプロジェクトの目的や想定している活動内容などをひとしきり説明しました。時間が限られている中、とにかく伝えることに必死だったと記憶しています。喜島先生は穏やかな表情でうなずきながら聞き、その場で「いいですよ～」とプロジェクトへの協力を承諾してくださいました。先生からしたら、着任前に初対面の名古屋のテレビ局の人が出張先までやってきて、未だ見ぬプロジェクトの医療監修をやってくれと言われ、さぞかし戸惑われたであろうと想像できます。後日、そのことについて伺うと、私の真剣さが伝わっていたようで、行動を起こしてよかったなと思いました。

そして、8月に名古屋に引っ越されて早々、放送予定のミニ番組、15秒の動画、ポスターなど、製作物の企画内容を見ていただき、専門医の立場から修正指示をくださいました。

喜島先生と接していていつも思うのは、「聞き上手」ということです。喜島先生は、こちらの話をとても興味を持って聞いてくださって、気がついたらプロジェクト以外のことまで白状(?)しています。普段から患者さんのお話を聞く中で、いろいろなことを受け止めていらっしゃるからだと思います。つまり、当たりが柔らかくて接しやすく、話しやすいのです。一方で、先生は整容性を考慮した乳がん手術における日本の第一人者であり、専門医としての実力は折り紙付き。まさにプロフェッショナルです。「おぉ~。これぞ、私たちがなりたい理想の人物像だ!」と、プロジェクトサブリーダーの編成部員の女性と意見が一致しました。忙しい中、時間を割いてくださっているにも関わらず、いつも嫌な顔一つせずに対応していただき、感謝しかありません。

プロジェクト名、決まる

「ピンクリボン」とは別のプロジェクト名を打ち出すと決めたものの、なかなか決まらず難航しました。クリエイティブチームからいくつか案が出たのですが、なかなか「これ!」とはいきません。ローマ字のWの入った単語で、Wに丸みを持たせて胸の形を感じさせる案もありましたが、恩田アナの「乳がんを患った私からすると、胸の形を感じるのはうれしくない」という意見で却下に。経験したことのない人は気にならなくても、当事者にはひっかかる場合もあるので、恩田アナの意見は貴重でした。自分でも考えてみますが、ニュース原稿や番組のナレーション原稿を考えるのと、プロジェクト名を考えるのとでは仕事の種類が違うようで、なかなか思いつきません。並行して、社内外でプロジェクトについて説明する機会がありましたが、「プロジェクト名は検討中」としか伝えられず、間に合うのか不安が募りました。

10月まで残り3か月。「コンテンツ製作に入らないともう間に合わない」というタイミングで、やっと「ススメ」と「ＣＨＥＣＫ！」というキーワードが出てきました。

「ススメ」には、女性自身が前に進む、進んでほしいという意味の他に、周囲が「勧める」という意味が込められています。男性から大切な女性に検診やセルフチェックを勧めてほしいなど、プロジェクトが目指したいさまざまな目標に対して言葉として使いやすく、「これだ！」と思いました。

そして「ＣＨＥＣＫ！」は、セルフチェックの縦・横・ぐるりと一周という指の動きをチェックのデザインに落とし込んでいます。また、身体を「チェックする」など、言葉としてもいろいろな場面で使えそうです。「これ、いいよね」という雰囲気が漂いました。制作畑が長かった常務も「い

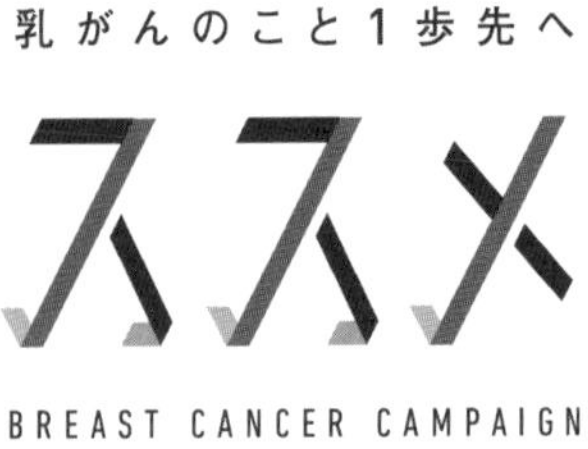
乳がんのこと1歩先へ
ススメ
BREAST CANCER CAMPAIGN

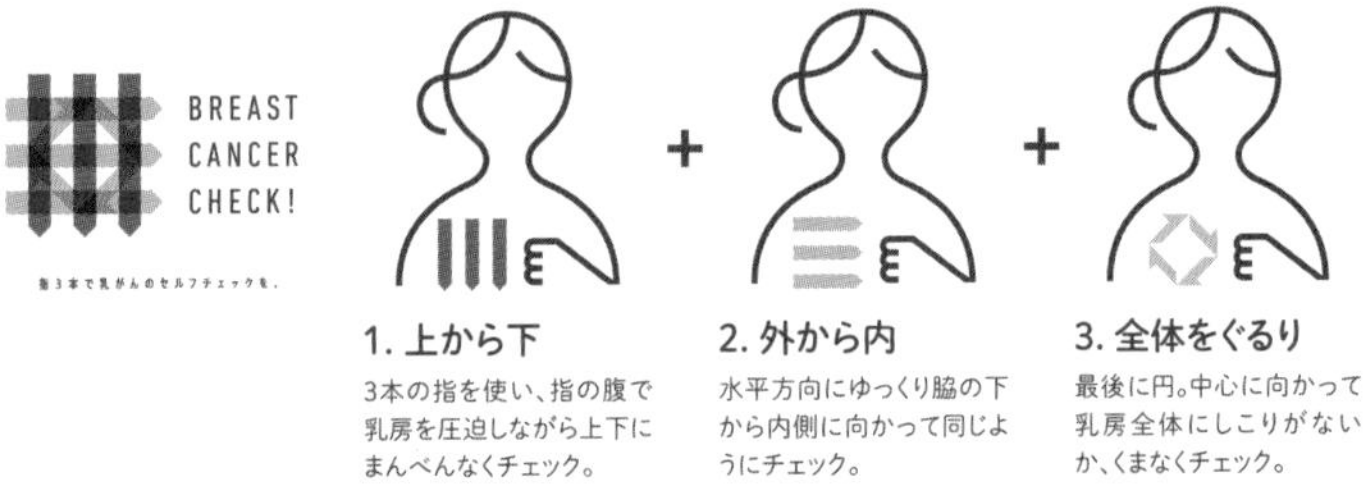
BREAST
CANCER
CHECK!
1. 上から下
3本の指を使い、指の腹で乳房を圧迫しながら上下にまんべんなくチェック。
2. 外から内
水平方向にゆっくり脇の下から内側に向かって同じようにチェック。
3. 全体をぐるり
最後に円。中心に向かって乳房全体にしこりがないか、くまなくチェック。

上／「女性が前に進む」「周囲が勧める」の意味を込めたプロジェクト名
下／セルフチェックの指の動きをデザインに落とし込んだ「チェックマーク」

いんじゃないの」と反応。結局、プロジェクト名を「ススメ」に決め、「CHECK!」はチェック柄のシンボルマークとしてさまざまなメッセージの中に盛り込み、今の形へとつながりました。

とにもかくにも、一刻も早く専門医のところへ

前述したように、検診についてなかなか一言では語れない事情がありますが、伝えたいことを伝えるためには、短い言葉で端的に表現することが重要です。そこで、メインのメッセージを「40代からは少なくとも2年に1

度は定期検診を」「20代からは月に1度のセルフチェックを」の2つに絞り込みました。そして、それをただ連呼するのではなく、根拠を数字で伝えることで行動を促そうと考えました。例えば、乳がんにかかる人は、30代後半から急激に増えて40代で1つ目のピークを迎えます。そこで「40歳を過ぎると乳がんのリスクはぐんと上がる」という事実を伝えて、「だから40代からは定期検診を」と呼びかけました。セルフチェックについては、実際に乳がんにかかった人の約60％が自分で異変に気づいたというデータがあり、まだマンモグラフィ検診が推奨されていない20代、30代も含めて、セルフチェックをする習慣を、と呼びかけることにしました。

ススメを立ち上げるにあたり各方面の方にお話を伺った中で、恩田アナを診断した、愛知県がんセンター乳腺科の岩田先生にごあいさつをする機会がありました。何が一番大切かを伺ったところ、岩田先生は「乳がんを患った人に、一刻も早く僕らのような専門医のところへ来てもらうことだとおっしゃっていました。「もっと早く来てくれていたら」と思う患者さんは、症状に気づけなかったり、気づいても、乳がんとは違うだろうと思い込んで病院へ行くまでに時間がかかったり、民間療法で時間を使ってしまったりと、さまざまなケースがあるようです。それを聞いて、ススメでは、検診だけではなく、自分自身で変化に気づけるようにセルフチェックを習慣化して、異変に気づいたら専門医療機関を受診する。これを伝えることにも力を入れようと決めました。

どう伝える？

デザインの持つ力

ススメを語る時に、シンボルマークである「チェックマーク」を外すことはできません。まず、セルフチェックの指の動きをマークにするというアイデア、成り立ちを知っていれば、ひと目見て「セルフチェック」を思い出すきっかけになるという「機能性」が素晴らしいです。言ってしまえば、セルフチェックの順序に決まりはありません。全体をくまなく触ってしこりがないか確かめたり、見た目に異変（右と左の大きな差、ただれ、えくぼのようなへこみなど）がないか、そして乳頭からの分泌物に血が混じっていないかなど、ポイントを押さえてチェックすればやり方は自由です。

その中で、ススメではやり方の「一例」として、チェックマークを用いて指の動きを伝えています。

そして、チェックマークのもう一つのよいところは、何と言ってもオシャレ。これが思った以上に効きました。チェックマークは一つでもいいし並べても柄として素敵で、大人の女性に受け入れられやすいところに価値があると実感しています。喜島先生からは、「ピンクの中でも強めの色で、基本的に直線で構成されているところが個性になったのでは」という感想をいただきました。

実は、ススメの強いピンクは、中京テレビのコーポレートカラー（中京テレビと聞いてイメージする基本の色）を基にしていて、コーポレートマーク（企業ロゴ）と雰囲気を合わせています。中京テレビは、２０１６年に名古屋駅地区ささしまライブに本社を移転したタイミングでコーポレートマークを新しくしました。私はその担当者で、２つの仕事がつながった形となりました。

ポスターだけど「立体」

ススメのセルフチェック体験では、透明のシリコンで表現した胸のふくらみの中に、しこりのモデルを入れた立体ポスターを使用。「男性でも抵抗なく触れる」と言っていただけることが多い

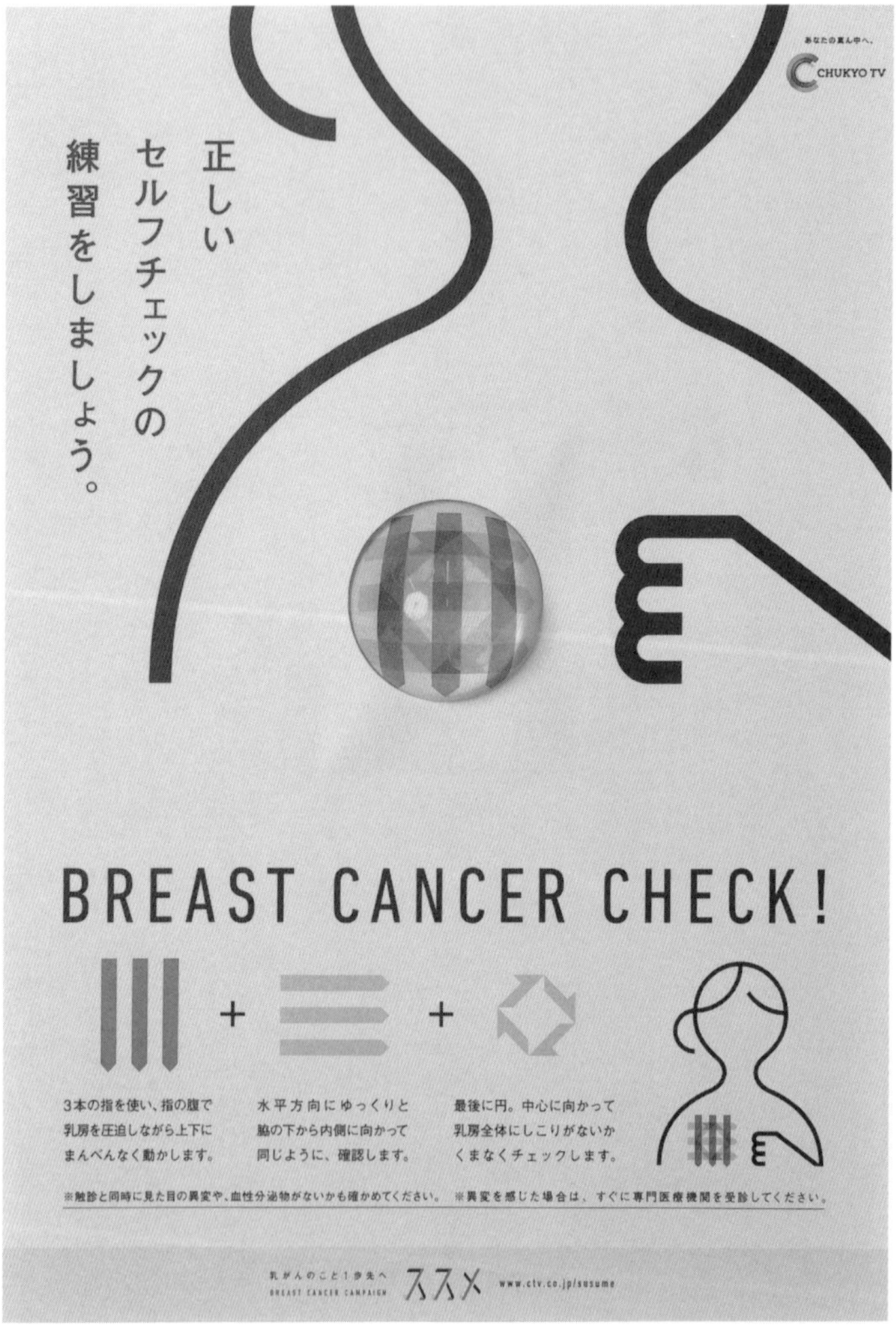

セルフチェック体験で使用する立体ポスター

製作物です。10年以上前、私は報道取材の際に、乳がんの啓発によく使われている触診モデルを触ったことがありました。乳房の形が再現された中にしこりのモデルが入っていてリアルでわかりやすいのですが、リアルであるがゆえに、触るのに抵抗がある方もいるのでは……と感じていました。

そんな話をクリエイティブチームにしたところ、「触ることへの抵抗感」の解決策を考えてくれました。そして出来上がったのが、立体ポスターです。チェックマークが敷いてあり、透けて見えています。乳房のトップの部分が表現できていないという弱点はありますが、そこは説明で補えばよいと考えました。

ピンクリボンアドバイザーの熱意に支えられ

製作した立体ポスターを掲示し触っていただけたとしても、必要なことが伝わるとは限りません。愛知県がんセンターの岩田先生とお会いした際に、こんな話も聞きました。触診モデルを触ったことがある患者さんが、自分の胸のしこりが、触診モデルのしこりと触った感じが違っていたので乳がんではないと思ったというケースがあったというのです。そう話す岩田先生の厳しい表情を見て、「触診モデルを触ったことによるデメリットもあるのですよ」と「釘を刺されたな」と感じたのを鮮明に覚えています。

そこで、一般の方に立体ポスターでしこりに触れることを体験していただき、セルフチェックの方法を伝えると同時に、注意点をお伝えすることにしました。模型の中に入っているしこりはあくまでも「一例」であり、普段から自分の胸を触っておくことで「変化」に気づけるようにして、「異変」があれば専門医療機関を受診してほしいという内容です。

きちんと説明をするためには体制を整える必要があります。「どうしようか……」と思いを巡らせているうちに、案内役を担うのにぴったりの方々の存在に気づきました。それは、ススメにご協力くださっている藤田医科大学の小林先生が理事を務める、認定NPO法人乳房健康研究会の「ピンクリボンアドバイザー」の皆様です。ピンクリボンアドバイザーは、試験を受けて乳がんに関する一定の知識があると認定された方で、がんの経験者や医療関係者、会社員、主婦、学生などさまざまな立場の方がいらっしゃいます。小林先生を通じて、ススメのイベントでセルフチェック体験の案内役を担ってくださる方を募集したのがきっかけとなり、イベントを開くたびに、ピンクリボンアドバイザーの皆様が協力してくださっています。ピンクリボンアドバイザーの熱意、伝える力には目を見張るものがあり、その情熱にも支えられてススメは活動を続けられています。

そんなピンクリボンアドバイザーの意見を取り入れて、新たな製作物が生まれました。胸のふくらみ部分の模型をベストにつけた「セルフチェックベスト」です。触れる時の手の向きは、ポスターと自分の胸では違いますよね。ピンクリボンアドバイザーの一人が、イベントの際に「自分の胸

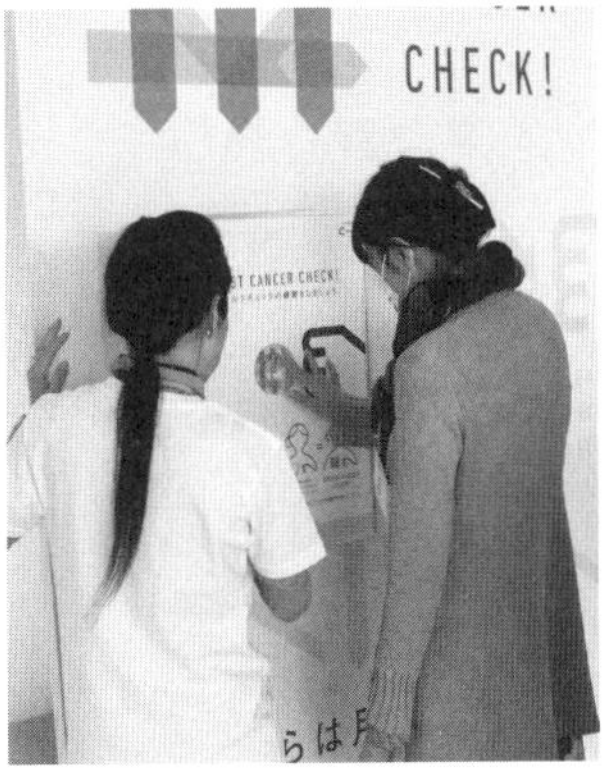

立体ポスターの体験の様子

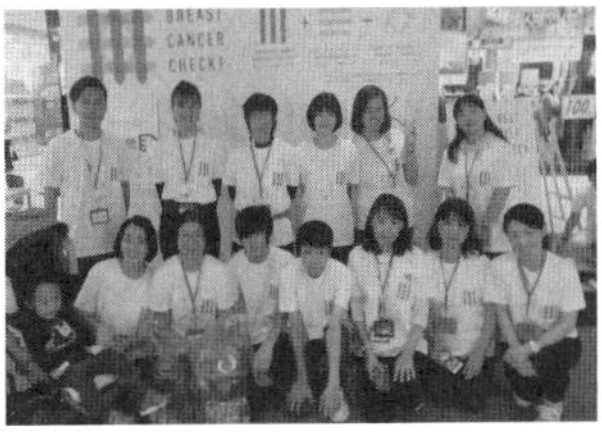

大勢のピンクリボンアドバイザーがイベントに協力

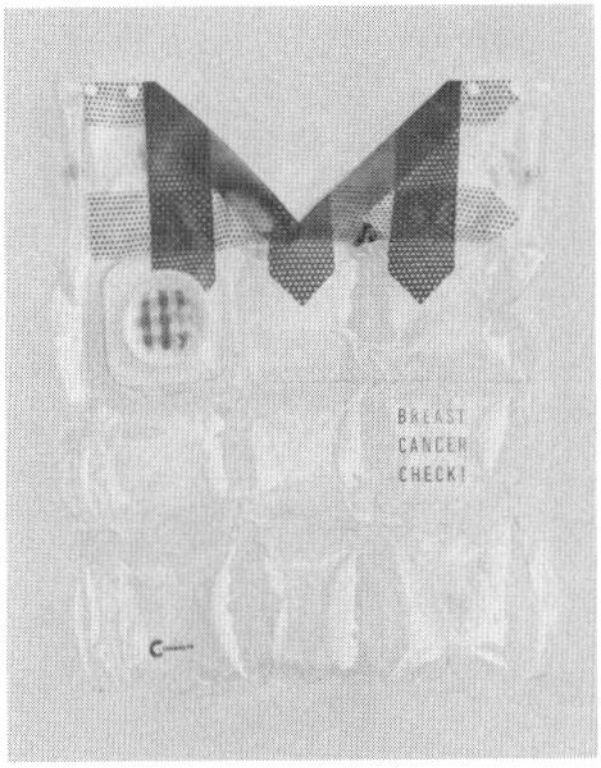

胸のふくらみ部分の模型をつけた
セルフチェックベスト

を触る時と同じ手の向きで体験できれば、もっと実際の感覚に近い」と何度もおっしゃっていました。

「言われてみれば確かにそうだよなぁ」と思い、クリエイティブチームに相談したところ、ベストを提案してくれました。「生々しさを抑えて抵抗なく体験できるものを」というこだわりは、立体ポスターと同じです。

しこり以外の徴候についても伝えたいけれど……

ススメの製作物の中で、どうしても気になっていることがありました。

第3章「知っておきたい乳がんのこと」で触れたように、乳がんの徴候はしこりだけでなく、ただれ、えくぼのようなへこみ、乳頭から血が混じったような分泌物が出るなどさまざまです（118ページ参照）。そこで製作物には、乳房を触ってチェックすることに加えて、「触診と同時に見た目の異変や、血性分泌物がないかも確かめてください。異変を感じた場合は、すぐに専門医療機関を受診してください」と書き添えています。

クリエイティブチームは広告のプロフェッショナルで、「乳がん」というテーマを扱うにあたって、コピーライターの女性が、「いたずらに恐怖心を煽らず、でも、事実をきちんと伝えることが難しい」としきりに言っていました。確かに、メッセージを受け取る側が、がんと聞いただけで敬遠したくなるのはある意味自然な感覚です。しかし、誰にでもリスクがあるので、知ってもらいたい。では、乳がんの情報を遮断されず、受け取ってもらうためには、どんな表現がよいか？　クリエイティブチームは、そのことを考え抜いて製作物へ落とし込んでいきました。ただ、製作物に添えている文章の「見た目の異変や、血性分泌物がないかも確かめてください」の「血性」という言葉が、コピーライターにとってはどうしても気になるらしく、何か作るたびに打ち合わせでは「血性」の表現を避けたいとの申し出がありました。しかし私としては、カットしたりぼかしたりすると、情報が十分に伝わらないとの思いが強く、折れることはありませんでした。広告の感覚とテレビの報道寄りの感覚の違い、優先順位のつけ方なのかもしれませんが、その両方の感覚を持ち寄れたことが、今のススメの形につながったと思っています。

このように、しこり以外の徴候についても表現はしていますが、チェックマークや立体ポスターの存在がしこりを見つけることを強調しているのは確かです。「見た目の異変や、血性分泌物がないかも確かめてください」と書いた意図が伝わっているかな……との不安がありました。

渾身の作。セルフチェックの方法がわかる動画

そこで、「乳がんの徴候はしこり以外にもある」ことをしっかり伝えるために、セルフチェックの方法を詳しく紹介する動画の制作を思い立ちました。動画なら、胸を触ってしこりがないかチェックする際の理想的な指の動かし方も表現できます。詳しく説明しようとすると時間が長くなってしまうので、テレビの地上波で全編放送するのは難しいですが、「ススメのホームページやYouTubeで全編公開できるのではないか」と考えました。動画の制作は、中京テレビのコーポレートキャラクターである「チュウキョ〜くん」のCGを手掛けている、グループ会社のチームが担当してくれました。

ススメで一貫してこだわっている「生々しくなく、見やすく、わかりやすい」表現にするにはどうすればいいか。喜島先生に出演していただき模型を使うことも考えましたが、検討した結果、ポ

スターなどに使用している女性のイラストを立体にして、CGで表現するのが理想という結論に。言葉で書くと数行ですが、チームが普段手掛けている仕事とは内容が違いますし、CGで表現するにはかなりの時間と労力がかかります。そこをチームが「やりましょう」と言ってくれました。

いよいよ制作に入ります。入れたい要素を洗い出し、喜島先生に見ていただきながらナレーション原稿を作成。それをCGチームに渡して絵コンテに落としてもらいました。しかし、いざ

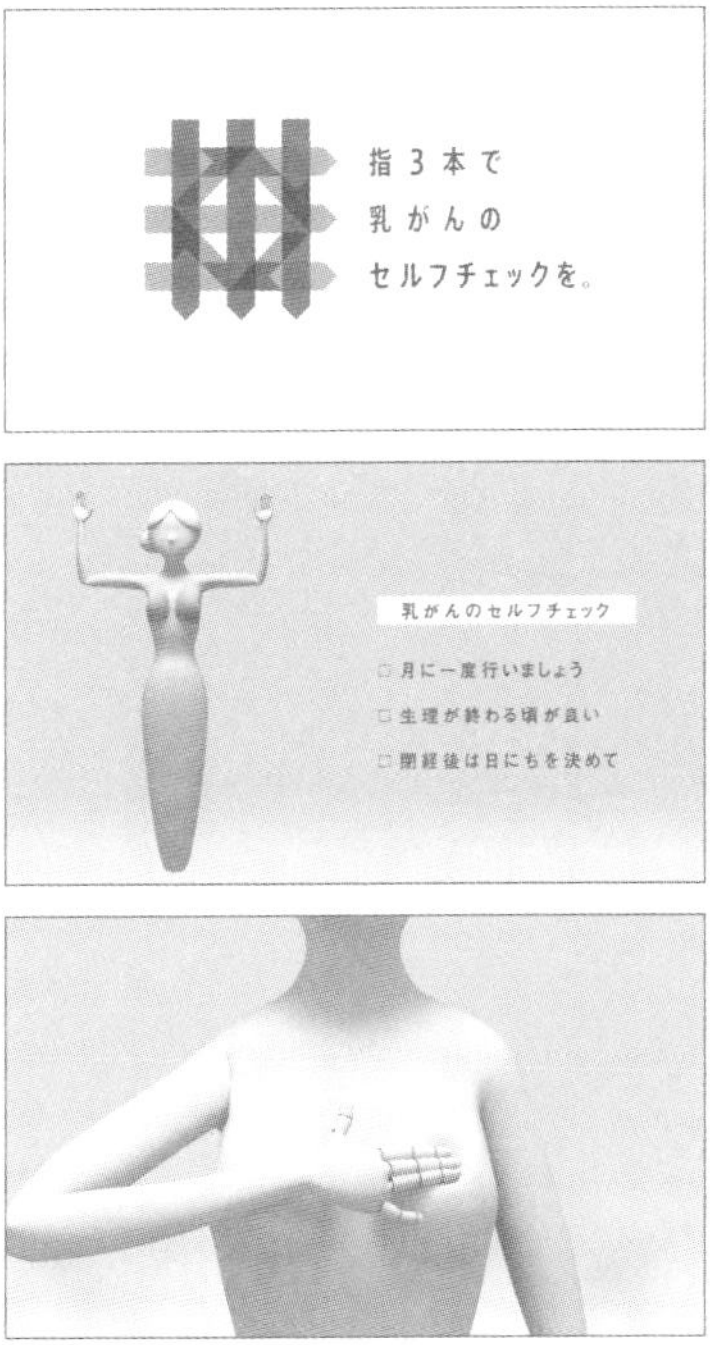

セルフチェック動画のCG映像の一部

セルフチェック動画のQRコード

日本語版　　英語版

スマートフォンなどで読み取ると、YouTubeで見られます

ＣＧにしようとすると、迷うことが出てきました。例えば、ナレーションで「押して、さぐる」と表現している部分について、どれくらいふくらみを押せばいいのか、さぐるとは具体的にどういう動きなのかなど、動画できちんと表現するには、全編を通してＣＧチームと喜島先生の共通認識が必要です。そのため、ＣＧチームと喜島先生が直接打ち合わせをしてイメージを共有しました。

そうして仕上がった動画は約４分30秒。著作権を気にしなくていいように、音楽はフリーのものを使用し、完成にたどり着くことができました。

この動画は、希望する団体や企業などにデータやＤＶＤを無料で提供しており、乳がん検診の現場や企業のセミナー、ピンクリボン活動などで使っていただいています。また、「YouTubeに上げるのだったら、海外でも見られるので英語版があってもいいかも……」との声があり、英語版も制作しました。すると、海外青年協力隊の方から「ブータンでも乳がんが増えているので、国立病院で流したい」と国際電話をいただき、データを送る機会がありました。乳がんのリスクは、程度の差はあれ世界共通なので、「このような機会が増えていくといいなぁ」と思っています。

セミナーで矢方さん、恩田アナ、喜島先生のすごさを再確認

乳がんをいち早く見つけて専門医のところへ。そこから一歩踏み込んで、一般知識として乳がんについて知っておきたいことを伝えるフォーラムを2019年3月に開催しました。ススメと並んで、中京テレビの新しい社会貢献活動として立ち上げた市民講座「あなたの真ん中フォーラム」と「ススメ」がコラボレーションした形です。出発点は、社内で開いた喜島先生の講演会でした。講演会の内容は、乳がんの罹患者が増えている現状、リスクを下げるためにできること、検診から乳がんと診断されるまでの流れ、治療の例、整容性を考慮した喜島先生の最新治療などです。本書の第3章「知っておきたい乳がんのこと」は、喜島先生の講演会の内容が基になっています。

乳がん患者の中には、乳がんの疑いがあると言われて一から調べはじめ、インターネットなどで得た不確かな情報に翻弄される方が少なからずいると各方面でお聞きしました。それを避けるために何が必要か？　誰もが罹患する可能性がある乳がんについて、基礎知識を持っておくと対

応が違ってくるのではないか？　と考えました。そこで、フォーラムの内容は喜島先生の社内向け講演の内容をリメイクし、「がんとは何か」という基礎の基礎から、喜島先生が行っている最新治療までの解説を軸にすることに。さらに、乳がん経験者である恩田アナと、ススメのサポーターを務めてくださっているタレントの矢方美紀さんにも出演を依頼。患者同士の横のつながりによって得られる、「そうだよね」「あるある」といった共感によって勇気づけられるという話もお聞きしていたので、20代と50代、年代の違う2人の体験談も盛り込みました。

ススメの立ち位置である「乳がんの情報に普段接する機会が少ない人に伝える」ことを目指して開催したフォーラムですが、蓋を開けてみると、来場者には乳がん経験者や家族の方が多くいらっしゃいました。乳がんに詳しい方に満足していただける内容なのだろうか……。司会の私は不安がよぎりましたが、杞憂でした。何がよかったかというと、恩田アナと矢方さんの話です。2人とも前向きで明るい、それが無理にではなく、自然なところが素晴らしいです。もちろん、最初からそうだったわけではなく、2人とも葛藤を経ての境地かと思います。治療が続く中で、自分の状況を受け入れて病に立ち向かい、未来に向けて前を見ている。会場の多くの方が大きくうなずきながら聞いていて、2人のしなやかさ、姿勢が、来場した乳がん経験者にも、そうでない人にも共感を呼んだのがひしひしと伝わってきました。

さらに改めて実感したのが、喜島先生が研究を進める「整容性を考慮した最新治療」の価値です。「え？　今ってそんなことできるの？　そこまでしてくれるの？」という声が聞こえてきました。喜島先生は「デザインする」という言葉を何度も使い、女性医師として手術後の形や見た目へのこだわりを教えてくださいました。もちろん適用するにはさまざまな条件がありますが、喜島先生の研究は患者さんが「自分の状況や考え方に合わせて選ぶ」ための選択の幅を広げているのだなと、再確認しました。

フォーラム終了後に、お手洗いの前で来場者が「今日は深いところまでいったわね～」と話しているのを聞いたと、部長が教えてくれました。満足していただけたようで、ホッとしました。

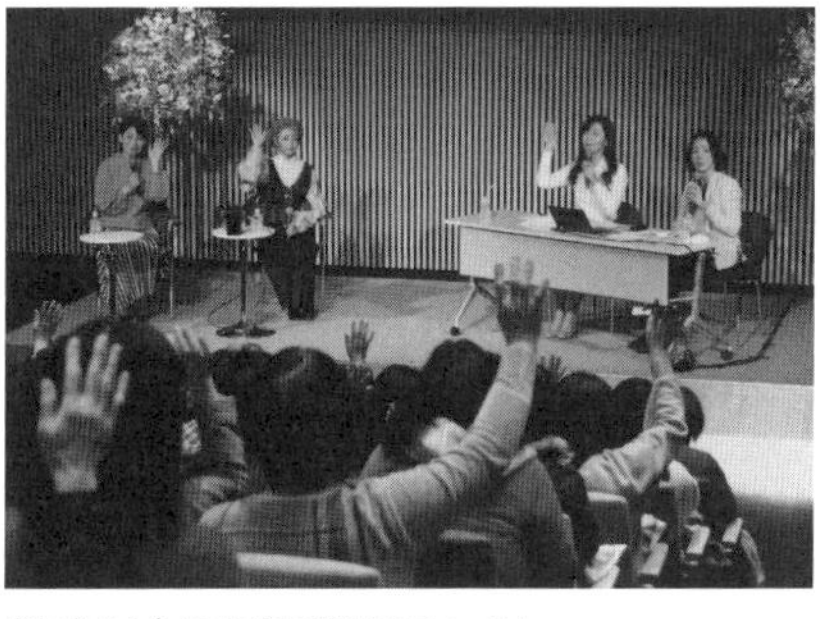

参加者から多くの共感を得られたフォーラム

まつりを楽しむ「ついで」の無料検診に反響

中京テレビは、地域の皆様に日頃の感謝を込めて、毎年「中京テレビまつり」を開催しています。会場は、名古屋駅の南に位置する「ささしまライブ」にある中京テレビ本社の社屋と、隣接する公園がメインです。2019年6月に開催した中京テレビまつりでは、40歳以上の女性を対象にマンモグラフィ検診を行うことにしました。遊びに来た「ついで」に受ける機会を作るのが目的で、待ち時間もまつりを楽しんでいただければ時間を有効に使えます。

受診者の費用は無料に設定。ホームページや新聞チラシなどで告知をしたところ、たくさんの申し込みをいただき、予約枠はいっぱいになりました。当日も開始前から並ぶ方が出るほどの盛況で、2日間で約230人もの方が受診されました。中には、検診を案内する看板に最初は驚いた様子で、その後、真剣に眺めてから申し込まれる方の姿も。その方に声をかけてみると、「病院に予約をして行くのは面倒だけど、ここで受けられるならと思って申し込んだ」とのことでした。受けたい気持ちはあるけれど、機会を作れていない方も多いのかもしれません。また、受診者に受診理由を聞いたところ、費用を「無料」にしたことも、申し込みが多かった要因になったようでした。中京テレビまつりで行った検診のねらいは、あくまでも「きっかけ」を作って次回のハードルを下げることです。この「ついでの受診」をきっかけに、定期的な検診の受診につながればいいのですが……。

そして、会場では検診と併せて「セルフチェック体験」も実施。ピンクリボンアドバイザーの案内で、2日間で男性も含む1000人以上の方に立体ポスターを使って体験をしていただきました。このような反響から、「検診」と「セルフチェック体験」を併せた展開は、ススメの活動における「基本形の一つ」になると確信しました。

思いがけない受賞

ありがたいことに、ススメは、2019年に3つの賞を、そして2020年4月にも全日本広告連盟の賞をいただきました。受賞理由を見ると、恩田アナの実体験を追ったドキュメンタリーの力は言うまでもありませんが、チェックマークなどデザインへの評価も非常に高いことがわかりました。また、放送・インターネット・イベントを中心に展開しているススメの活動「全体」が評価されました。この点は「このまま前にススメ」と言われたようでうれしかったです。

世の中に情報を伝え広げる力は、インターネットが台頭してきたものの、まだ地上波の放送が最強で、認知度を上げるには地上波で多く放送するのが効果的と考えられます。ただ、放送局とは言え、番組で何回も活動を取り上げられるわけではなく、CMの枠も会社全体では流したいものが他にもいろいろあり、自由に使えるわけではありません。そのような状況で、地域の皆様との接点を増やすためには、ホームページやイベントなどを活用して頑張らざるを得ませんでした。

このように、やれることを模索しながら活動した結果、多面的な発信が「放送局の活動の新しい形」として評価さ

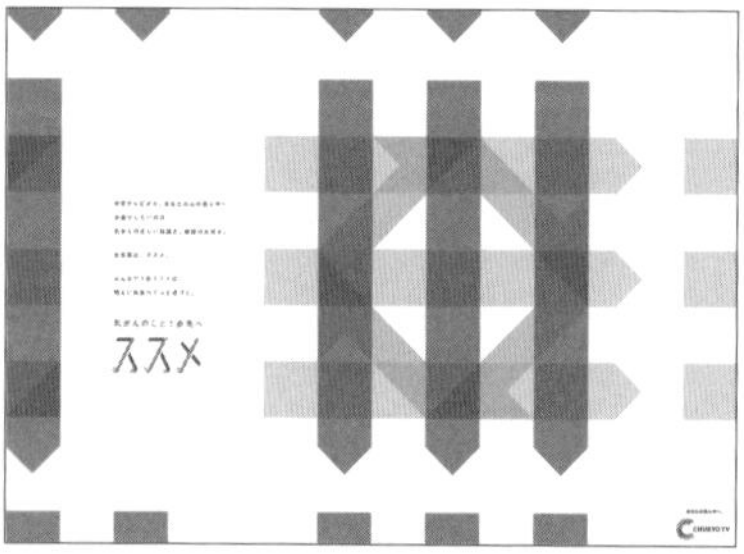

「ススメ」一連のポスターが第14回「全広連鈴木三郎助地域クリエイティブ大賞」最優秀賞を受賞

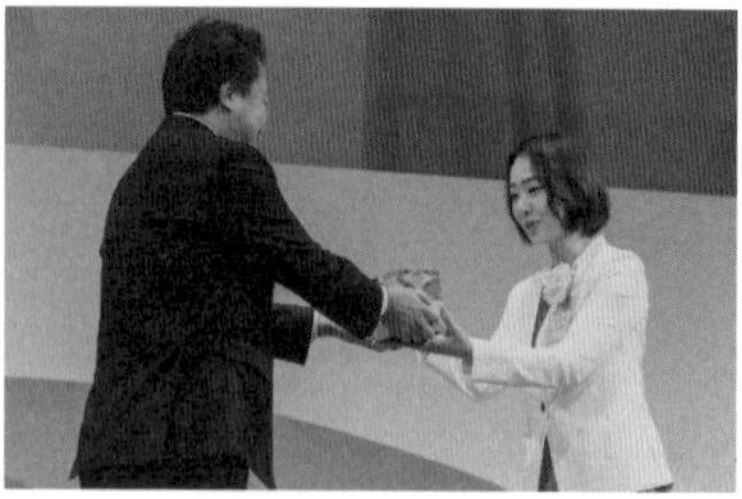

第72回広告電通賞の名古屋地区広告賞を受賞

れびっくり、というのが正直なところです。一連の受賞は結果的に、ススメを知っていただく機会が増えたり、周囲の方の見る目が変わったりと、思わぬ効果を生んでくれました。

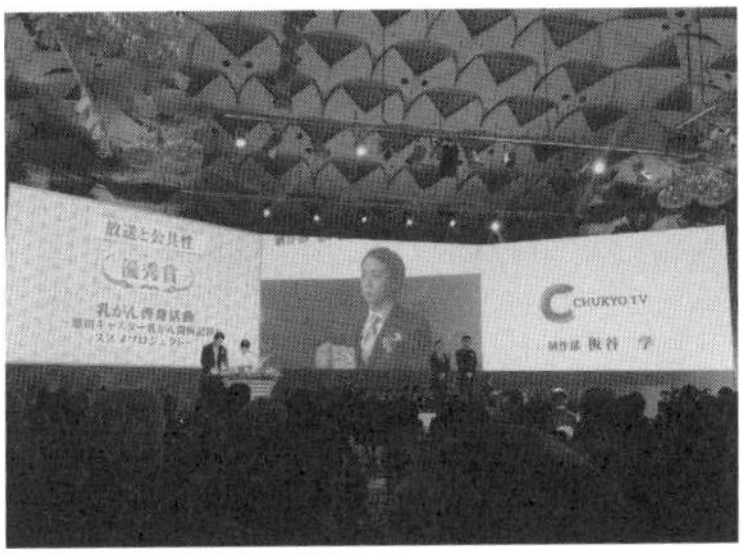

2019年日本民間放送連盟賞の放送と公共性部門にて優秀賞を受賞

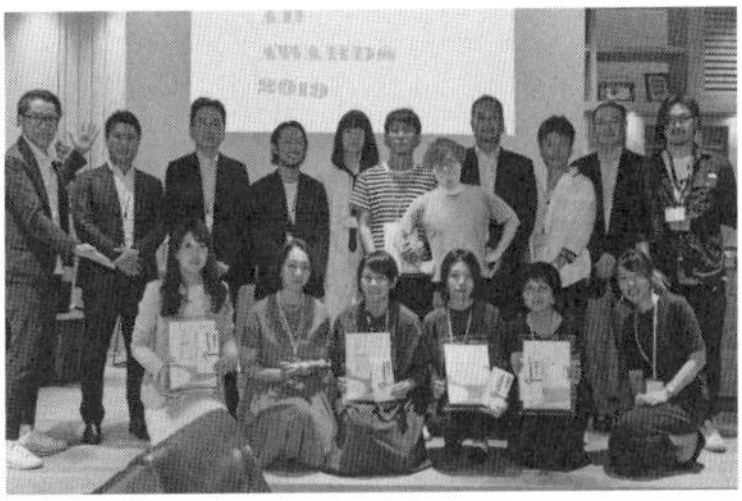
AICHI AD AWARDS 2019でグランプリを受賞

恩田アナウンサーが実体験を伝える意味

著名な方が、自身の病気を公表するケースが増えています。これには賛否があるかと思いますが、その「意味」のようなものに、ススメの活動の中で気づく機会がありました。

恩田アナには「自分の気持ちや状況を言語化する力」があります。アナウンサーとして生きてきた中で、その時々の状況や気持ちを「レポートする」訓練を続けてきたからこそ、的確に言葉にして表現できるのだと思います。選択を迫られた時にどう考えて判断したのか、こんなふうに声をかけられてうれしかった、傷ついた、こうしてほしかったなど、第1章のインタビューでも恩田アナはさまざまなエピソードを語っています。

ある乳がん経験者が恩田アナのインタビュー映像を見て、「自分が思っていたことを恩田さんが言ってくれた」と喜んでいらっしゃったと聞きました。うまく言葉にできない思いを誰かがずばり言ってくれた時に、「そうそう。それが言いたかったの！」と膝を打つ、という経験は誰にでもあるのではないでしょうか？　本や映画で感情移入するのもそんな感覚ですかね。そのように「言葉にする」ことが、似た経験を持っている人の共感を呼ぶケースがあるのだと実感しました。

病気を公表するかしないかについては人それぞれで、どちらがよいというものではありません。本人の選択を尊重するのは当然のことです。あくまでも公表すると決めた恩田アナの場合ですが、実体験を伝えることは、普段は関心が低い人に広く乳がんについて伝えたり、検診を促したり、乳がん経験者から共感を呼んだりすることにつながりました。このようにさまざまな反響がある中で、「伝える意味」を再認識させられました。「テレビの仕事に携わってきて、今さら何を言っているんだ！」と突っ込みが聞こえてきそうですが。

これからのこと

「自分たちの力には限りがある。活動を広げるためのアイデアはないかなぁ……。そうだ、ススメの製作物を皆様に使ってもらおう！」

前述したセルフチェック動画の無料提供の他に、立体ポスターやセルフチェックベストなどの貸し出しを始めることにしました。きっかけは、イベントで協力していただいているピンクリボンアドバイザーの方から、他の乳がん啓発イベントで使いたいと申し出があったことです。後日、この2つの製作物は「会場で目を引き、男性も含めて多くの方に体験していただけて好評だった」とうれしい報告がありました。

ススメは中京テレビの社会貢献活動という位置づけ上、人や費用などを考えると、本体の活動を今以上に増やすのは現実的ではありません。ただ、2018年のプロジェクト立ち上げからピンクリボン月間である10月を2回過ごしてみて、この時期は毎年全国的に官民を挙げて乳がんについて伝える活動が行われること、ススメの製作物は一連の受賞を経て、クオリティーに自信を持っていいと思えたことから、他の組織でも活用していただける可能性を感じました。活用いただく際には、模型のしこりはあくまでも一例であること、しこり以外の異変にも注意してほしいことを体験と同時に伝えていただくようお願いしています。

そしてもう一つ、小・中・高校の学校教育の場で、がんそのものや、がん患者に関する知識を伝えることを目指して「がん教育」が始まっています。中京テレビは医療機関ではないという立場をわきまえつつ、テレビで培った製作力を生かして何かお役に立てることはないか、可能性を探っていきたいです。

ススメの活動は、まだ始まったばかりです。乳がん検診の方法や常識が時間とともに変化すれば、ススメのスタイルやメッセージにも変化が求められます。その時は、「乳がんで悲しむ人を一人でも減らす」ために、「中京テレビだから、『ススメ』プロジェクトだからできること」という原点に立ち返りながら、活動を続けていければと思っています。

参考文献

・平成29年度厚生労働科学特別研究事業「乳がん検診における乳房の構成の適切な情報提供に資する研究」
・厚生労働省／第29回がん検診のあり方に関する検討会資料1
「乳がん検診の適切な情報提供に関する研究」（令和元年11月13日）
・Bleyer A, Welch HG. Effect of three decades of screening mammography on breast-cancer incidence. N Engl J Med. 2012 Nov 22/367(21)/1998-2005.
・Independent UK Panel on Breast Cancer Screening. The benefits and harms of breast cancer screening an independent review. Lancet. 2012 Nov 17/380(9855)/1778-1786.
・笠原善郎他／26年間の福井県がん登録の推移からみた乳癌検診の効果 検診の過剰診断の可能性について、日本乳癌検診学会誌 Vol.25,No.3,P.239-244,2016.
・国立がん研究センター がん予防・検診研究センター「有効性評価に基づく乳がん検診ガイドライン ２０１３年度版」（２０１４年3月31日）
・日本乳癌学会／全国乳がん患者登録調査報告（２０１１年次症例）
・国立がん研究センター／13種類のがんを１回の採血で発見できる次世代診断システム開発が始動 ＮＥＤＯの支援でがん分野での早期診断・治療と先制医療の実用化を目ざす（２０１４年6月13日）

おわりに

中京テレビには、「あなたの真ん中へ。」というコーポレートスローガンがあります。これは、当社の社員が仕事を通して悩んだり、迷ったりした時に立ち戻る心の羅針盤です。自分たちの日常のニュース取材や番組、イベント、社会貢献活動は、視聴者をはじめとするステークホルダーの心の真ん中に届いているのか、今すべての部署で考えています。

その中で、今から2年前、社会貢献活動を担当しているコーポレートコミュニケーション部では、これまでの社会貢献活動をすべて見直し、今、本当に視聴者の心の真ん中に届ける社会貢献活動とは何なのかを話し合いました。そこから生まれたのが、乳がん啓発活動「ススメ」プロジェクトでした。このプロジェクトをスタートさせた当初、プロジェクト関係者の乳がんについての知識はほぼゼロでした。一体、何が問題なのか、何が伝わっていないのか、何を伝えなければならないのか、手探りの日々でした。乳がん治療を担当する全国の専門医、NPO法人団体、そこから派生して、がん就労の問題に取り組む専門家、企業など、本当に必要な情報があると思われる場所に足を運ぶことで、少しずつですが、「何を伝えるべきなのか」が見えてきたのです。その結果として、本書には、ただ必要な情報を伝えるだけでなく、今だからこそ知っておいてほしい情報が盛り込まれています。そして、患者を支える方々の思いの強さがどれほど患者の方々の勇気となっているのか、それは、この活動を通して私たちが心に刻んだことでした。本書を患者の皆様だけでなく、患者を支える方々にも手に取っていただき、お役に立てることを心より願っています。

最後に、この活動を応援し支えてくださっている皆様、クリエイティブチームとして私たちと同じ志を持っていただいた電通の皆様、認定NPO法人乳房健康研究会の皆様、医療監修をご担当いただいた藤田医科大学の専門医の皆様に心より感謝を申し上げます。

中京テレビ放送株式会社
経営企画局　コーポレートコミュニケーション部長
原　京二

中京テレビ放送
「ススメ」統括……………………原　京二（経営企画局 コーポレートコミュニケーション部長）
スタッフ……………………………水野　瞳

装幀・本文レイアウト………VALIUM DESIGN MARKET、ネオパブリシティ
写真撮影……………………………中垣　聡、若林聖人
ヘアメイク…………………………黄田順子（第一舞台）
イラスト……………………………堀川直子
編集協力……………………………ネオパブリシティ

本当に知っていますか！
乳がんを早く見つけるための知識
一歩先へススメ

令和2年7月10日　発　行

編著者　中京テレビ放送
　　　　恩田千佐子と「ススメ」プロジェクト

発行者　池　田　和　博

発行所　丸善出版株式会社
〒101-0051　東京都千代田区神田神保町二丁目17番
編集：電話(03)3512-3261／FAX(03)3512-3272
営業：電話(03)3512-3256／FAX(03)3512-3270
https://www.maruzen-publishing.co.jp

組版印刷・製本／大日本印刷株式会社

ISBN 978-4-621-30513-3　C 0095　Printed in Japan